Jacqueline Flux, Iris Frings, Aileen Herrmann und
Christiane Maschek

MT(A)-Zukunft

Kompetenz und Vision. MT-Berufe im Aufbruch

Jacqueline Flux, Iris Frings, Aileen Herrmann und
Christiane Maschek

MT(A)-ZUKUNFT

Kompetenz und Vision. MT-Berufe im Aufbruch

ibidem
Verlag

Bibliografische Information der Deutschen Nationalbibliothek
Die Deutsche Nationalbibliothek verzeichnet diese Publikation in der Deutschen Nationalbibliografie; detaillierte bibliografische Daten sind im Internet über http://dnb.d-nb.de abrufbar.

Bibliographic information published by the Deutsche Nationalbibliothek
The Deutsche Nationalbibliothek lists this publication in the Deutsche Nationalbibliografie; detailed bibliographic data are available on the Internet at http://dnb.d-nb.de.

Coverbild: "Wo hin!" Ölpastellkreide auf Papier. © Iris Frings, Mannheim 2024, und Aileen Herrmann, Saarbrücken 2024. Verwendung mit freundlicher Genehmigung.

ISBN (Print): 978-3-8382-1971-4
ISBN (E-Book [PDF]): 978-3-8382-7971-8

Printed in the EU

Im Auftrag des
Dachverbandes für Technologen/-innen und Analytiker/-innen
in der Medizin Deutschland e.V.

Dachverband für Technologen/-innen
und Analytiker/-innen
in der Medizin Deutschland e. V.

Danksagung

An dieser Stelle danken wir dem Dachverband für Technologen/-innen und Analytiker/-innen in der Medizin Deutschland e.V. (DVTA e.V.) für die Initiierung und fortlaufende Unterstützung des Projekts. Unser Dank geht auch an alle Kollegen/-innen, die zu Beginn unseres Projekts aktiv mitgewirkt haben. Mithilfe ihrer Beiträge und Zusammenarbeit konnte eine solide Grundlage geschaffen werden. Ein besonderer Dank gilt Carola Ullrich und Karen Czipull, die zu Beginn Teil unseres Teams waren.

Ebenso möchten wir allen danken, die im Verlauf unseres Projekts unsere Ergebnisse verfolgt und mit konstruktiven Diskussionen unterstützt haben. Die Vielfalt der Argumente und Ideen hat dieses Projekt zu dem gemacht, was es ist.

Wir schätzen die bisherige Zusammenarbeit und freuen uns darauf, uns auch in Zukunft gemeinsam für die Weiterentwicklung der MT-Berufe einzusetzen. Wir sehen diese Publikation als das Ergebnis kollektiver Anstrengungen und verschiedener Perspektiven.

Mit herzlichem Dank
Iris Frings, Jacqueline Flux, Aileen Herrmann und
Christiane Maschek

Geleitwort

Elske Müller-Rawlins

Der Wandel in der Medizintechnologie schreitet unaufhaltsam voran. Die Arbeit der Medizinischen Technologinnen und Medizinischen Technologen der vier Fachrichtungen Laboratoriumsmedizin, Radiologie, Funktionsdiagnostik und Radiologie ist daher unverzichtbarer Bestandteil der Gesundheitsversorgung, um valide Untersuchungsergebnisse als Basis für ärztliche Diagnostik und Therapie zu erhalten. Die Anforderungen, die an Medizinische Technologinnen und Medizinische Technologen gestellt werden, auch im Arbeitsalltag, steigen beständig - durch neue Technologien und Prozesse sowie neue medizinische Erkenntnisse. Medizinische Technologinnen und Medizinische Technologen müssen die notwendigen Kompetenzen haben, um mit diesen sich immer rasanter entwickelnden Innovationen Schritt halten zu können.

Mit der Ausbildungsreform wurde ein wichtiger Meilenstein erreicht. Doch es gilt die Ausbildung stets weiterzuentwickeln, sei es durch die Einführung einer bundesweiten Fortbildungspflicht, bundesweit anerkannter (Fach-)Weiterbildungen oder von Studiengängen für - beispielsweise - Leitungsfunktionen oder Gerätemanagement.

Nur so können Medizinische Technologinnen und Medizinische Technologen ihre verantwortungsvollen vorbehaltenen Tätigkeiten zum Wohle der Patientinnen und Patienten ausüben.

Autorinnen

1

Iris Frings, M.Sc., Fachkraft für Strahlenschutzmanagement und Beauftragte für Medizinproduktesicherheit, MTRA-Lehrkraft und Dozentin für Strahlenschutzkurse

2

Jacqueline Flux, MTF, Technische Arztassistentin im Bereich Echokardiographie und Gefäßultraschall, Mentorin, Gesundheitsbetriebswirtin (DIW-MTA), Clinical Research Associate

3

Aileen Herrmann, M.A., MTF, MTF-Lehrkraft und Dozentin im Bereich Neurophysiologie

4

Christiane Maschek, M.A., Biomedizinische Analytikerin/MTLA, Gesundheitswissenschaftlerin, Bildungswissenschaftlerin, Dozentin im Bereich Kommunikation

5

Elske Müller-Rawlins, Rechtsanwältin

6

Mag. Heidi Oberhäuser, Biomedizinische Analytikerin, Erziehungswissenschaftlerin

Kontakt zur Projektgruppe:

MT-Zukunft@dvta.de

Inhaltsverzeichnis

Abbildungsverzeichnis

Tabellenverzeichnis

Einleitung

Die rasche Entwicklung des Gesundheitswesens und die damit verbundenen Fortschritte in der medizinischen Diagnostik und Therapie führen zu einer wachsenden Nachfrage nach qualifiziertem Personal im Gesundheitsbereich. Dies betrifft auch das Berufsfeld der Medizinischen Technologinnen und Technologen (MT) - zuvor Medizinisch-Technische Assistentinnen und Assistenten (MTA). Die erfolgreiche Ausführung der vielfältigen Aufgaben in den vier dieser Gruppe zugehörigen Berufen erfordert nicht nur ein breites technisches und medizinisches Fachwissen, sondern auch eine große Palette von Kompetenzen, die über rein fachliche Fähigkeiten hinausgehen.

In dieser Veröffentlichung konzentrieren wir uns auf die Erfassung und Entwicklung von Kompetenzen der humanmedizinischen MT-Berufe (MT für Radiologie - MTR –, MT für Laboratoriumsanalytik - MTL - sowie MT für Funktionsdiagnostik - MTF) und die Perspektiven, die sich aus dieser Entwicklung ergeben. Wir betrachten die verschiedenen Kompetenzbereiche, die für eine erfolgreiche Ausübung des MT-Berufs von Bedeutung sind, und definieren Kompetenzen auf verschiedenen Stufen des Deutschen Qualifikationsrahmens, um die Berufsbilder vollständig abzubilden und ihr Entwicklungspotenzial aufzuzeigen.

Der erste Teil dieses Buches widmet sich einer umfassenden Einführung in die Geschichte der Berufsfelder Medizinischer Technologinnen und Technologen und deren Entwicklung. Anschließend beschreiben wir die verschiedenen Fachbereiche innerhalb der Berufe. Darüber hinaus beleuchten wir die außerfachlichen Fähigkeiten und Fertigkeiten, welche zur adäquaten Ausübung der Berufe notwendig sind, und stellen aktuell gesetzlich benannte vorbehaltene Tätigkeiten vor.

Im zweiten Teil legen wir den Fokus auf die Kompetenzen, die für MT von zentraler Bedeutung sind. Zu Beginn erfolgen eine Klärung des fachlichen Rahmens durch die Definition des

Kompetenzbegriffs sowie die Vorstellung des Europäischen und Deutschen Qualifikationsrahmens. Es folgt die Vorstellung und Begründung unseres Projekts „MTA-Zukunft“, das den Kern dieser Arbeit darstellt. Hier werden die Absicht hinter dem Projekt sowie das Vorgehen zur Erstellung der Kompetenzprofile der drei humanmedizinischen MT-Berufe beschrieben. Das Herzstück des Buches bildet das Ergebnis unserer Projektarbeit: eine Matrix mit Kompetenzen der MT-Berufe, kategorisiert in verschiedene Handlungsfelder und jeweils vollständig für die verschiedenen Niveaustufen des Deutschen Qualifikationsrahmens definiert. Durch praktische Bezüge in Form von Indikatoren zeigen wir bereits in unserer Übersicht auf, welche Rolle diese Kompetenzen in der Arbeitspraxis spielen beziehungsweise spielen können. Auf den Umgang mit der Matrix, etwa die Interpretation der Handlungsfelder und Niveaustufen, die Limitationen der Projektergebnisse sowie mögliche Anwendungsgebiete wird ebenfalls eingegangen.

Im dritten Teil diskutieren wir Perspektiven, die sich aus der Erfassung und Entwicklung von Kompetenzen für MT ergeben. Wir analysieren die Auswirkungen auf die berufliche Karriereentwicklung, die Aufstiegschancen, die interdisziplinäre Zusammenarbeit und die Innovationsfähigkeit des Berufsstandes anhand einzelner rollenbezogener Aspekte, welche sich aus unseren Ergebnissen ableiten lassen. Darüber hinaus beleuchten wir die Potenziale für eine stärkere Professionalisierung und Anerkennung der MT-Rolle im Gesundheitswesen.

Dieses Fachbuch richtet sich an Fachleute im Gesundheitswesen, Ausbildungsverantwortliche, Studierende und alle, die ein Interesse an der Zukunft des MT-Berufs haben. Wir empfehlen, es unter anderem als Anregung zu weiteren Untersuchungen oder Forschungen im Berufsfeld heranzuziehen.

Geschichte

Einst arbeitete Eliot Freidson als Medizinsoziologe und schrieb über Berufsangehörige:

> *„Ich bin medizinisch-technische Assistentin, ein denkender Mensch, in der Lage, mit dem Kopf ebenso wie mit den Händen zu arbeiten. Ich bin ein Teil einer Profession, deren Ziel das geistige und körperliche Wohlergehen der Menschen ist, und meine Aufgabe liegt darin, die technischen Verfahren anzuwenden, deren Ergebnisse der Arzt heranzieht und mit denen er seine klinischen Befunde vergleicht." (Freidson, 1970)*

Die Entdeckung der Röntgenstrahlung

Noch bis Anfang des 19. Jahrhunderts wurden Krankheiten ausschließlich durch die fünf Sinne (Tasten, Sehen, Riechen, Schmecken und Hören) eines Arztes erkannt. Diese Methoden waren jedoch weder ausreichend noch zuverlässig. Daher wurde nach neuen physikalischen und chemischen Methoden geforscht. Die Entdeckung der X-Strahlen (Röntgenstrahlung) am 08. November 1895 führte neben dem Interesse auf dem Gebiet der Photographie und im Kriegsministerium auch zu einer raschen Ausbreitung in der Medizin (Zahn, 2016). Während eines Vortragsabends der Gesellschaft von Freunden der Photographie demonstrierte Dankmar Schultz-Hencke im Januar 1896 die revolutionäre Technologie der Röntgenstrahlung. Hierfür setzte seine Assistentin Marie Kundt eine halbe Stunde ihre Hand der Röntgenstrahlung aus. Die Aufnahme wurde anschließend entwickelt und gilt als erste offiziell hergestellte Röntgenaufnahme (Thalhammer, 2012).

Gründung des Lette-Vereins und erste staatliche Ausbildung

Wilhelm Adolf Lette (* 10.05.1799, † 03.12.1868) war ein deutscher Sozialpolitiker und Jurist. Er war 1866 aktiv an der Gründung des *Vereins zur Förderung höherer Bildung und Erwerbsfähigkeit des weiblichen Geschlechts*, des heutigen Lette-Vereins, beteiligt. Lette erkannte, dass durch die Bildgebung per Röntgenstrahlung eine

Chance für einen neuen Beruf und damit die Förderung der Frauen in der Arbeitswelt bestand (Zahn, 2016). Zu dieser Zeit gab es kaum Ausbildungsperspektiven für Frauen. Die Anbindung an die medizinischen Berufsgruppen erhielt der Lette-Verein im Jahr 1870/71, in dem die Berufsausbildung für Krankenpflege aufgenommen wurde. 1890 wurde die „photographische Lehranstalt" für 32 Schülerinnen eröffnet (Hartmann, 2014). Die Geldmittel und Geräte dafür waren durch den oben genannten Vortrag vorhanden. Marie Kundt gilt als „Urmutter" des MTA-Berufs, sie erkannte die Wichtigkeit einer medizinischen und technischen Grundausbildung und erweiterte den Lehrplan um einige Fächer wie Anatomie, Physiologie, Elektrolehre und Instrumentenkunde (Thalhammer, 2012). Im Rahmen dieser Ausbildung erlernten die Schülerinnen neben Photographie, Chemie und Photochemie auch Klinische Chemie, histologische Techniken und Mikroskopieren (Zahn, 2016). Des Weiteren mussten sie sich zusätzlich besonders mit dem Instrumentarium vertraut machen, das zur Röntgenaufnahme benötigt wurde (Kundt, 1928). Der Versuch, die photographischen Verfahren in einem Krankenhaus von Assistentinnen durchführen zu lassen, war über alle Maßen erfolgreich. Damit wurde der damals reine Frauenberuf der „photographisch-technischen Hilfsarbeiterin an wissenschaftlichen Instituten" geboren. Bereits 1897 erhielt die erste ausgebildete Röntgenphotographin Paula Chelius eine Festanstellung an der Eppendorfer Krankenanstalt in Hamburg (Thalhammer, 2012). Mit diesem Berufszweig hatte Deutschland eine Vorreiterrolle inne. Die Aufgaben der Ausgebildeten bestand in der Pflege der Röntgenanlagen, Vorbereitung und Lagerung der Patienten, Bedienung der Geräte bei Aufnahmen und Bestrahlungen, Entwickeln, Trocknen und Putzen der Röntgenplatten, Schreiben der Befunde, Archivierung der Aufnahmen und der Korrespondenz des Arztes (Hartmann, 2014). Die Nachfrage nach dieser Ausbildung war bei den „höheren Töchtern" so groß, dass man befürchtete, bald zu viele davon auf dem Arbeitsmarkt zu haben. So viele Röntgenanlagen gab es schließlich noch nicht. Wie es der Zufall wollte, bekam Marie Kundt zu dieser Zeit die Information, dass an den Universitätskliniken mehr qualifizierte Hilfskräfte gesucht wurden, die den Assistenzärzten die unbeliebten Hilfsarbeiten abnahmen. So wurde der Lehrplan um die Fächer Analytische Chemie, Histologie, Mikroskopie und Mikrophotographie erweitert.

Die erste staatliche Prüfung

Bereits 1912 fand die erste staatliche Prüfung für photographisch-klinische Hilfsarbeiterinnen in Deutschland statt. Damit bürgerte sich auch die Berufsbezeichnung „technische Assistentin" ein (Thalhammer, 2012). Dieses speziell ausgebildete Personal leisteten sich jedoch nur größere Kliniken und Privatinstitute. An kleineren Häusern wurden für diese Tätigkeiten Hilfskräfte angelernt. Bei diesen bestand jedoch eine hohe Fluktuation, sodass Kontinuität und auch Qualität empfindlich beeinträchtigt wurden. Nach Kriegsende gab es zunehmend Berichte über Gesundheitsschäden, die auf unzureichende Qualifikation von Ärzten und Hilfspersonal zurückzuführen waren. Aus universitären Kreisen wurde empfohlen, nur ausgebildete Kräfte anzustellen und für deren Dauerbeschäftigung zu sorgen (Kirchberger, 1986). Im Weiteren wurde die preußische Ministerialbürokratie aktiv und forderte eine staatlich geregelte Ausbildung für den Umgang mit Röntgenstrahlen. 1921 gelang es Marie Kundt beim preußischen Staatsministerium eine „Vorschrift für die staatliche Prüfung von technischen Assistenten" durchzusetzen, die auch in Kiel, Bremen, Königsberg, Sachsen und anderen Ausbildungsorten galt. Entgegen dem ursprünglichen Entwurf des damaligen Berufsverbands (BOTAWI – „Bund der Organisationen technischer Assistenten an wissenschaftlichen und industriellen Instituten") blieb es für die angehenden MTA bei der gemeinsamen Ausbildung für Labor und Radiologie (Thalhammer, 2012).

Trennung der Fachbereiche Radiologie und Laboratoriumsmedizin

1929 erfolgte erstmals eine Trennung der Fachbereiche Laboratoriumsmedizin und Radiologie (Thalhammer, 2012; Hartmann, 2014). Die Ausbildungszeit betrug für jeden Zweig jeweils eineinhalb Jahre, für beide Ausbildungsgänge zusammen zweieinhalb Jahre.

Anschließend folgte ein halbjähriges Praktikum und danach die staatliche Anerkennung. Da der Beruf aber weiterhin häufig durch Ordensschwestern ausgeführt wurde, hielt sich der Begriff „Röntgenschwester". 1930 wurden alle technischen Assistenten in Deutschland im REVETA (Reichsverband Technischer Assistenten e.V.) zusammengefasst. Auch dieser Berufsverband sah es als sein Ziel an, im ganzen Deutschen Reich eine einheitliche, gründliche Ausbildung sicherzustellen und zum Schutz der Allgemeinheit unzureichend ausgebildete Hilfskräfte ohne staatliche Prüfung von der Tätigkeit in der Radiologie auszuschließen (Thalhammer, 2012).

Bereits 1940 wurden die beiden Ausbildungszweige aus Gründen der Ersparnis wieder zusammengelegt, wobei nun vorbehaltene Tätigkeiten und die Berufsbezeichnung MTA gesetzlich verankert wurden. Vorbehaltsaufgaben werden definiert als Tätigkeiten, die aufgrund gesetzlicher Vorgaben bestimmten Berufsgruppen vorbehalten sind. Der Grund dafür lag in den vielen unterschiedlichen Ausbildungen in Deutschland, die je nach Größe der Lehranstalt unterschiedlich teure und unterschiedlich qualifizierte MTA für den Arbeitsmarkt ausbildeten (Hartmann, 2014).

Die genannten berufspolitischen Entwicklungen fanden jedoch ausschließlich in Nord- und Mitteldeutschland statt. Ausbildungsstätten für photographisch-klinische Hilfsarbeiterinnen befanden sich vor allem in Berlin, Kiel, Königsberg, Leipzig, Thüringen, Sachsen und Mecklenburg. In Bayern und Baden-Württemberg wurde an diese Qualifikation von Beginn vor allem von Ordensschwestern und Diakonissen als Zusatzausbildung erworben (Thalhammer, 2012).

Neuorientierung nach dem Krieg

Nach den Kriegsjahren bestand sowohl in Ost- als auch in Westdeutschland ein eklatanter Mangel an MTA. In der Deutschen Demokratischen Republik (DDR) konnte man dem mit der schnellen Wiederaufnahme der MTA-Ausbildung entgegenwirken, während in der Bundesrepublik Deutschland (BRD) – mit dem Einsatz von Belichtungsautomaten in den 1950er Jahren – die Ärzteschaft der

Meinung war, dass man gar keine MTA mehr bräuchte. Das bisschen „Knöpfchendrücken“ könnte auch eine angelernte Röntgengehilfin (Hartmann, 2014).

Berufsentwicklung von MTA in der Deutschen Demokratischen Republik

Wenn in der DDR auch der technische Rückstand beinahe zehn Jahre gegenüber den alten Bundesländern betrug, lief die Entwicklung des MTA-Berufs zielgerichteter, zukunftsorientierter und auch fachlich-inhaltlich deutlich besser. Die Ausbildung schloss mit einem Examen ab und berechtigte zum Hochschulstudium. 1954 wurden die Lehrpläne in der DDR reformiert und die Kapazitäten erweitert. Lehrgänge zur Spezialisierung auf Strahlentherapie und Röntgendiagnostik wurden angeboten. 1961 erfolgte die Trennung der Ausbildungszweige Laboratoriumsdiagnostik und Radiologie. Ab 1974 wurde die Ausbildungszeit auf drei Jahre verlängert und an Berufsoberschulen in drei getrennten Fachrichtungen (Laboratoriumsmedizin, Radiologie und Funktionsdiagnostik) ausgeführt (Strehl, 2010).

Berufsentwicklung in der Bundesrepublik Deutschland

1958 wurde in Westdeutschland ein neues Berufsgesetz erlassen, welches die gemeinsame Ausbildung in den Bereichen Radiologie und Laboratoriumsmedizin beibehielt. Die Aufgabe der MTA bestand in der „Hilfeleistung bei der Anwendung ionisierender Strahlung“ (Hartmann, 2014). Die Ausbildung dauerte zwei Jahre, anschließend erfolgte ein halbjähriges Krankenpflegepraktikum. Im gleichen Zeitraum wurde der Beruf der medizinisch-technischen Gehilfin zwar offiziell abgeschafft, es blieben aber nach wie vor viele angelernte Kräfte in den Kliniken und Praxen tätig. Auch hier kam es 1972 zu einer Reformierung der Ausbildungs- und Prüfungsverordnung, wobei die Ausbildung in drei voneinander unabhängige Fachrichtungen (Laboratoriumsmedizin, Radiologie und Veterinärmedizin) getrennt wurde. Die Verlängerung der

Ausbildung auf drei Jahre, die Akademisierung sowie die geforderte Qualitätsüberprüfung der Ausbildungsstätten fanden jedoch keinen Eingang in die neue Ausbildungsordnung (Thalhammer, 2012).

Berufsentwicklung nach der Wiedervereinigung

Nicht nur die rasche technische Entwicklung in der Radiologie, sondern auch die Wiedervereinigung Deutschlands forderte eine erneute Reformierung des MTA-Gesetzes. Das Gesetz von 1993 verankerte im MTA-Beruf die vier Fachrichtungen: Radiologie, Laboratoriumsmedizin, Funktionsdiagnostik und Veterinärmedizin. Eingang in das Gesetz fand nun die dreijährige Ausbildung, die in den einzelnen Bundesländern deutliche Ausbildungsunterschiede ohne länderübergreifenden Lehrplan aufzeigte.

Das Gesetz über die Berufe in der medizinischen Technologie (MTBG) von 2021 – Ausbildung und Beruf rücken zusammen

Seit 2018 hat das Bundesministerium für Gesundheit mit der Einrichtung einer Bund-Länder-Arbeitsgruppe eine Neuordnung der Gesetze aller Gesundheitsberufe begonnen. Nach einigen Novellierungen etwa zum Pflegeberufegesetz (Januar 2020) und Änderungen im Notfallsanitäterberufegesetz ist auch das Gesetz der MTA von 1993 nach über dreißig Jahren geändert und an die aktuellen Herausforderungen angepasst worden. Mit der Entwicklung in Medizin, Technik und Naturwissenschaften werden deutlich komplexere Aufgaben an die MT-Berufe und deren Ausbildungen gestellt. Die Novellierung reagiert auf Anforderungen an die Berufsangehörigen im diagnostischen Alltag unseres Gesundheitssystems mit seinen interdisziplinären Schnittstellen und seinen therapeutischen Ansätzen.

Das im Februar 2021 vom Bundestag verabschiedete Gesetz über die Berufe in der medizinischen Technologie (MT-Berufe-Gesetz, MTBG) wurde erweitert und bildet sehr detaillierte Regelungen mit zentralen Anforderungen an die MT-Berufe ab. Dazu zählen etwa die Berufszulassung mit dem Schutz der geänderten Berufsbezeichnung in „Medizinische Technologin und Medizinischer Technologe" für die entsprechenden Bereiche Laboratoriumsanalytik, Radiologie, Funktionsdiagnostik und Veterinärmedizin. In § 5 MTBG sind die vorbehaltenen Tätigkeiten (siehe Kapitel *Vorbehaltstätigkeiten – Bedeutung und Ausnahmen*) aufgeführt. Diese betonen, welche beruflichen Tätigkeiten explizit nur von Medizinischen Technologinnen und Medizinischen Technologen ausgeführt werden dürfen (Vorbehaltstätigkeiten – siehe § 5 MTBG).

Deutlich erweitert wurden die in §§ 8-12 MTBG aufgeführten Ausbildungsziele, welche die für die selbständige Berufsausübung zu vermittelnden Kompetenzen aufzeigen. Der Formulierung allgemeiner Ausbildungsziele, wie etwa der Vermittlung von Fach- und Methodenkompetenzen, Sozialkompetenzen sowie

Lernkompetenzen und der Fähigkeit zum Wissenstransfer, folgen für jeden MT-Beruf speziell ausgeführte Ausbildungsziele. Da es sich um Ausbildungsberufe handelt, sind im MTBG Regelungen zu Ausbildungsverträgen mit aufgenommen, zu denen etwa Pflichten und Rechte der auszubildenden Personen zählen, sowie Regelungen zur Ausbildungsvergütung und zu Urlaubszeiten. Die Gesamtstundenzahl der MT-Ausbildung umfasst mindestens 4600 Stunden (nach MTAG von 1993 waren es 4400 Stunden). Damit wurde der technischen Entwicklung Rechnung getragen. Des Weiteren wurde eine Erweiterung der praktischen Ausbildung vorgenommen. Um in der Praxis qualitativ und kompetenzorientiert auszubilden, fordert der Gesetzgeber in der praktischen Ausbildung eine Anleitung mit entsprechender pädagogischer und fachlicher Qualifikation, eine praxisanleitende Person, die MTA oder MT in den jeweiligen Berufsfeldern ist und mindestens eine einjährige Berufserfahrung (§ 8 MTAPrV) nachweisen kann. Diese Forderungen wurden analog zu den Strukturänderungen in der Pflegeausbildung aufgenommen.

Weitere bedeutende Regelungen im MTBG beziehen sich auf Themen zu Anerkennungen von außerhalb des Geltungsbereichs des MTBG erworbenen Berufsqualifikationen, etwa Berufs- oder Studienabschlüssen aus dem Ausland. Diese werden anerkannt, wenn sie mit der in § 1 Abs. 2 Nummer 1 MTBG geregelten Berufsqualifikation gleichwertig sind oder die erforderliche Anpassungsmaßnahme erfolgreich absolviert worden ist (§ 46 Abs. 1, 2 Nummer 1, 2 MTBG). Die entsprechend zu absolvierenden Anpassungsmaßnahmen sind in § 50 MTBG mit *Eignungsprüfung oder Anpassungslehrgang* oder in § 51 MTBG *Kenntnisprüfung oder Anpassungslehrgang* ausführlich beschrieben.

Mit dem MTBG werden zahlreiche zusätzliche Anforderungen an MT-Schulen, Träger und Kooperationspartner gestellt, die Konzepte zu Ausbildungsfinanzierungen benötigen. § 76 MTBG beschreibt Regelungen zur Finanzierung der MT-Ausbildungen. Über § 2 Nummer 1a des Krankenhausfinanzierungsgesetzes können im Rahmen von Verhandlungen zum krankenhausindividuellen Ausbildungsbudget nach § 17a Abs. 3 Satz 1 KHG[1] Kosten der MT-Ausbildung refinanziert werden. Dies gilt für Ausbildungsstätten, die mit Krankenhäusern verbunden sind. Ambulante Partner werden nur bedingt berücksichtigt.

Vorbehaltstätigkeiten – Bedeutung und Ausnahmen

Die Bedeutung des Begriffs „vorbehaltene Tätigkeiten" weist darauf hin, dass bestimmte Tätigkeiten nur von Angehörigen bestimmter Heilberufe ausgeführt werden dürfen. Igl (2010) weist in seinen Ausführungen auf unterschiedliche Arten der Vorbehaltstätigkeiten hin. Bei Tätigkeiten mit absolutem Vorbehalt wird „*die Vornahme der Tätigkeit erstens nur einer bestimmten Berufsgruppe zugewiesen*" und „*zweitens dürfen diese Tätigkeiten nicht nur andere Berufsgruppen nicht berufsmäßig ausführen, sondern diese Tätigkeit ist – außer in Notfällen – auch allen anderen untersagt. […] Der relative Vorbehalt beschränkt sich auf die Abgrenzung nur im Verhältnis zu anderen Berufsgruppen, wenn diese berufsmäßig tätig werden*", so Igl (2010). Die Vorbehaltstätigkeiten finden sich aktuell in den Heilberufegesetzen wieder, wie etwa dem Pflegeberufegesetz § 4 (von 2019), dem Hebammengesetz (§ 4 HebG) und in § 5 MTB-Gesetz.

Die Vorbehaltstätigkeiten geben den MT-Berufen einen beruflichen Tätigkeitsschutz (Igl, 2010) und dienen der Qualitätssicherung in der Ausführung von Aufgaben in medizinisch-technischen Bereichen. So können diese in § 5 MTBG aufgeführten Tätigkeiten auf dem Gebiet der Humanmedizin explizit von Berufsangehörigen nach § 1 MTBG Abs. 1 Nummer 1-4 ausgeführt werden. Jedoch gilt für die MT-Berufe nicht der absolute, sondern der relative Vorbehalt, da in § 6 MTBG klare Vorgaben zu den Ausnahmeregelungen getroffen werden (Igl, 2022). So können nach § 6 Abs. 1 die in § 5 MTBG aufgeführten vorbehaltenen Tätigkeiten von folgenden Personen mit entsprechenden Voraussetzungen ausgeübt werden:

[1] Krankenhausfinanzierungsgesetz.

„1. Personen, die aufgrund einer abgeschlossenen Hochschulausbildung über die erforderlichen Fachkenntnisse, Fähigkeiten und Fertigkeiten zur Ausübung der genannten Tätigkeiten verfügen, sowie Heilpraktikerinnen und Heilpraktiker,
2. Personen, die sich in einer die erforderlichen Voraussetzungen vermittelnden beruflichen Ausbildung befinden, soweit sie Arbeiten ausführen, die ihnen im Rahmen ihrer Ausbildung übertragen sind,
3. Personen mit einer staatlich geregelten, staatlich anerkannten oder staatlich überwachten abgeschlossenen Ausbildung, wenn sie eine der vorbehaltenen Tätigkeiten nach § 5 ausüben, sofern diese Tätigkeit Gegenstand ihrer Ausbildung war,
4. Personen mit einer Erlaubnis zur partiellen Berufsausübung nach § 53 im Umfang der Erlaubnis,
5. Personen mit einer abgeschlossenen sonstigen medizinischen Ausbildung, die, ohne nach den Nummern 1 bis 4 berechtigt zu sein, unter Aufsicht und Verantwortung einer der in Nummer 1 genannten Person tätig werden."

Die Ausnahmeregelungen in § 6 MTBG zeigen, dass die Bildungsabschlüsse anderer Berufsgruppen, die Vorbehaltstätigkeiten aus den MT-Berufen übernehmen, genau auf Kompetenzen geprüft werden müssen. Diese sind Voraussetzungen, um im Gesamtprozess der analytischen und diagnostischen Untersuchungsverfahren eine diagnostische Qualitätssicherung im Sinne des Patientenschutzes zu gewährleisten.

Literaturverzeichnis

Freidson, E. (1970). *Profession of medicine: a study of sociology of applied knowledge*. Harper & Row.

Hartmann, T. (2014). Berufsbild und Berufsgeschichte. In *Fachwissen MTR: Für Ausbildung, Studium und Beruf*. Springer.

Igl, G. (2010). *Öffentlich-rechtliche Regulierung nichtärztlicher Gesundheitsfachberufe und ihrer Tätigkeit auf den Gebieten der Diätetik, der Medizintechnik, Orthoptik und der Pharmazie*. Urban & Vogel.

Igl, G. (2022). *Gesetz über die Berufe in der medizinischen Technologie (MT-Berufe-Gesetz – MTBG) Ausbildungs- und Prüfungsverordnung für Medizinische Technologinnen und Medizinische Technologen (MT-Ausbildungs- und Prüfungsverordnung – MTAPrV): Gesetzes- und Verordnungsbegründungen – Erläuterungen*. Medhochzwei.

Kirchberger, S. (1986). *Medizinisch-technische Assistenz in der Gesundheitsversorgung: Zur Berufsgeschichte der MTA*. Campus.

Kundt, M. (1928). *Die Technische Assistentin an medizinischen Instituten*. Enke.

Strehl, M. (2010). *Die Medizinisch-technische Radiologieassistentin in der DDR*. [Dissertationsschrift]. TU Dresden.

Thalhammer, W. (2012). Von der Röntgenphotographin zur therapeutischen Partnerin der Radioonkologen. *Strahlentherapie und Onkologie [Suppl. 3], 188*, 332–342.

Zahn, L. (2016). Wie 1896 in Berlin alles anfing. *MTA Dialog*. Abgerufen am 21. Juli 2021 von https://www.mta-dialog.de/artikel/wie-1896-in-berlin-alles-anfing.html

Fachbereiche

„Ohne MT keine Diagnostik, ohne Diagnostik keine Therapie!“

Spätestens seit Ausbruch der Coronapandemie sind die Medizinischen Technologinnen und Medizinischen Technologen stärker in die Wahrnehmung von Gesellschaft und Politik gerückt. Der Leitsatz des Berufsverbandes DVTA e.V. „Ohne MT keine Diagnostik, ohne Diagnostik keine Therapie!“ macht deutlich, dass MT eine Schlüsselfunktion als Dienstleistung in der Gesundheitsversorgung einnehmen. Sie sind es, die mit ihren hochspezialisierten medizinisch-technologischen Kenntnissen valide Ergebnisse mit Hilfe diagnostischer Verfahren für die Erkennung, Behandlung oder für Verlaufskontrollen von Erkrankungen hervorbringen. Darüber hinaus übernehmen sie bei der Therapie mit ionisierenden Strahlen die technische Durchführung der Strahlenbehandlung.

Die Berufe in der Medizinischen Technologie (ehemals als Medizinisch-technische Assistenzberufe bezeichnet) umfassen vier unterschiedliche Handlungsfelder mit vier eigenen dreijährigen Ausbildungen: Medizinische Technologin und Medizinischer Technologe für Laboratoriumsdiagnostik (MTL), Medizinische Technologin und Medizinischer Technologe für Radiologie (MTR), Medizinische Technologin und Medizinischer Technologe für Funktionsdiagnostik (MTF) sowie Medizinische Technologin und Medizinischer Technologe für Veterinärmedizin (MTV). Dieses vierte Berufsfeld bezieht sich auf Laboratoriumsanalysen, die vorwiegend im Bereich der Veterinärmedizin sowie der Lebensmittelanalytik verortet werden (§ 1 Abs. 1.4 MTBG).

Berufsbezeichnung nach MTAG 1993	**Berufsbezeichnung nach MTBG 2021**
Medizinisch-technische Laboratoriumsassistenz / MTLA	Medizinische Technologin und Medizinischer Technologe für Laboratoriumsanalytik / MTL
Medizinisch-technische Radiologieassistenz / MTRA	Medizinische Technologin und Medizinischer Technologe für Radiologie / MTR
Medizinisch-technische Assistenz für Funktionsdiagnostik / MTAF	Medizinische Technologin und Medizinischer Technologe für Funktionsdiagnostik / MTF
Veterinärmedizinisch-technische Assistenz / VMTA	Medizinische Technologin und Medizinischer Technologe für Veterinärmedizin / MTV

Tabelle 1: Gegenüberstellung der Berufsbezeichnungen nach MTAG von 1993 und MTBG von 2021

Berufsangehörige aller MT-Berufe arbeiten in ihren Fachbereichen, basierend auf ärztlichen Fragestellungen, eigenverantwortlich entsprechend den Vorbehaltstätigkeiten. Durch ihre Fachexpertise in den jeweiligen Bereichen leisten sie einen bedeutenden Beitrag zur Patientensicherheit. Rasante Entwicklungen in der Medizin, innovative Technologien, zunehmende Automation im Bereich Diagnostik und Therapie, die Entwicklungen im Bereich der künstlichen Intelligenz (KI) und auch der demografische Wandel und ein verändertes gesellschaftspolitisches Anspruchsdenken stellen die Berufsangehörigen fachlich immer wieder vor neue Herausforderungen.

Der Schwerpunkt der Einsatzorte liegt in der ambulanten und stationären Versorgung, wie etwa in Kliniken, diagnostischen Instituten und Arztpraxen. Aber auch in Landesuntersuchungsämtern, der Industrie sowie im Bereich der Forschung und Entwicklung von Medizin- und Pharmakologieprodukten sind MT tätig. Sie beraten im Rahmen der diagnostischen Anforderungen oder übernehmen in der Rolle als Praxisanleitende Aufgaben der Ausbildung und Anleitung.

Berufliches Handlungsfeld von MTL

Das berufliche Tätigkeitsfeld der MTL liegt im Bereich der Biomedizinischen Analytik, die in unterschiedlichen Laboratorien durchgeführt wird, wie etwa Hämatologie, Hämostaseologie, Immunologie, Transfusions- und Transplantationsmedizin, Medizinischen Chemie, Klinischen Pathologie und Molekulargenetik, Infektionsanalytik und Mikrobiologie. Insgesamt umfasst es die eigenverantwortliche Planung sowie selbstständige Durchführung von unterschiedlichen labordiagnostischen Untersuchungen aus Untersuchungsmaterialien der Patienten, wie Körperflüssigkeiten (beispielsweise Blut, Urin, Liquor), Zellen oder Gewebeproben. Untersuchungsmaterialien, die zur Untersuchung in den Laboratorien eingehen, sollen Aufschluss über eine Erkrankung des Patienten geben oder können zur Verlaufskontrolle einer Therapie dienen sowie zum Aufdecken von Infektionsketten. Untersuchungen können auch insgesamt Aufschluss zum Gesundheitszustand des zu Untersuchenden geben. MTL bearbeiten das Untersuchungsmaterial der Patienten vom Probeneingang bis zur Erstellung der Ergebnisse einschließlich Qualitäts- und Plausibilitätskontrolle. Sie erstellen anschließend Berichte bzw. Vorbefunde und dokumentieren diese manuell oder elektronisch in den unterschiedlichen Informationssystemen der Laboratorien.

In einigen Bereichen der Krankenhäuser oder ambulanten Laboratorien gehört auch die Gewinnung und Aufbereitung des Untersuchungsmaterials zum Tätigkeitsspektrum einer MTL.

Bei der Betrachtung laboratoriumsspezifischer Aufgaben teilen sich die Tätigkeiten in verschiedene Phasen: Präanalytik, Analytik und Postanalytik. Die Entnahme und Aufbereitung der Untersuchungs-materialien bilden den Teil der präanalytischen Phase ab, dem sich der analytische Teil anschließt. Die MTL plant die analytischen Abläufe, wählt Methoden und Verfahren für die Untersuchungen aus und führt die Analysen durch. Sie bestimmt die

Messgrößen und erstellt die Ergebnisse. Mit der abschließenden Postanalytik werden Laborergebnisse von MTL sowohl technisch wie auch biomedizinisch validiert, was eine Überprüfung der Testergebnisse auf Zuverlässigkeit unter Beachtung von Störgrößen (etwa Hämolyse, Lagerung, Temperatur des Untersuchungsmaterials) und Einflussgrößen (etwa Alter, Geschlecht, Ethnizität) umfasst. Mit der Prüfung auf Plausibilität der Messergebnisse werden zusätzlich biologische Daten großer Kohorten mit in die Beurteilung einbezogen und bewertet. Die Messwerte werden sodann auf ein Referenzkollektiv und ein bestimmtes Zeitfenster bezogen, um Laborberichte abschließend erstellen und interpretieren zu können (Hinze et al., 2014). Diese beschriebenen biomedizinischen Analysen werden in unterschiedlichsten fachlichen Bereichen der Laboratoriumsanalytik von MTL durchgeführt.

In der Mikrobiologie werden Untersuchungsproben von Patienten auf Fragestellungen zu Infektionen, Infektionsverläufen, Therapien und deren Verläufe untersucht. MTL können zum Beispiel unterschiedlichste Mikroorganismen kultivieren und identifizieren, die zur Krankheitsentstehung beigetragen haben. Hierzu zählt etwa die Identifikation von Bakterien, Viren, Parasiten oder mykologischen Erkrankungen. Mit einer anschließend durchgeführten Resistenzbestimmung kann der behandelnde Arzt dann eine Empfehlung zur Behandlung geben.

Im Fachbereich der Hämatologie und Hämatopathologie werden einzelne Bestandteile des Bluts und des Knochenmarks auf Veränderungen, wie sie bei Leukämien, Lymphomen oder Anämien auftreten können, geprüft. Teil der Hämatologie ist neben der Hämostaseologie auch der Bereich der Immunhämatologie. Außer Blutgruppenbestimmungen untersuchen MTL auch Blutkonserven, die für Transfusionen bereitgestellt werden. Die Führung eines Blutdepots ist ebenso eine verantwortliche Aufgabe von MTL. Die Fähigkeit zum Einsatz hochtechnisierter Geräte und entsprechende fachlicher und technischer Kenntnisse sind die Grundlage der Kompetenzen von MTL, zu denen neben hochtechnologischen Untersuchungsabläufen aber auch die manuelle Durchführung von Untersuchungen, wie etwa an Mikroskopen, zählt.

Im Bereich der Medizinischen (Klinischen) Chemie und Immunologie sind zahlreiche Untersuchungen zu eben diesen Fragestellungen Teil der diagnostischen Prozesse. Körperflüssigkeiten und andere humanmedizinische Untersuchungsmaterialien werden hier unter Einsatz hochkomplexer Geräte von der Probenannahme im Laboratorium bis zur Berichterstellung von MTL analysiert. Bestimmungen von Glukose, Hormonen, Elektrolyten sowie Enzymmessungen oder weitere Bestimmungen von Stoffwechselprodukten bilden nur ein kleines Untersuchungsspektrum in der Medizinischen Chemie ab.

In der Histopathologie und Zytologie werden Gewebe und Zellen von Patienten aufbereitet und bis hin zur mikroskopischen Präparation für die ärztliche Diagnostik vorbereitet oder bereits vorab gescreent. Entzündliche Veränderungen bis hin zur Diagnostik von Tumoren an Geweben oder Zellen können so beurteilt werden. Weitere Untersuchungen zu Gewebs- oder Zellentartungen werden auch von MTL in der Immunhistopathologie oder der molekularen Diagnostik geplant, durchgeführt, ausgewertet sowie die Ergebnisse in Datenbanken eingetragen.

In allen Fachbereichen führen MTL neben den angeforderten Analysen molekulargenetische Analysen sowie komplexe technische, automatisierte, digitale oder teilweise auch weitere manuelle Untersuchungstechniken durch. Hierzu sind außer technischem Know-how fundierte Kenntnisse über Zusammenhänge der Physiologie und Pathophysiologie des Menschen, kombiniert mit Kenntnissen aus anderen Naturwissenschaften, erforderlich. Im Rahmen des Datenmanagements führen MTL eigenverantwortlich die Dokumentationen durch, jeweils angepasst auf unterschiedliche Softwaresysteme.

Das Berufsverständnis der MTL bezieht sicherheitsrelevante Aspekte wie Hygiene- und Sicherheitskonzepte sowie Datensicherheit und Qualitätssicherung mit ein. Im beruflichen Handlungsfeld der MTL wird zukünftig die interdisziplinäre und interprofessionelle Zusammenarbeit an Bedeutung gewinnen; ökonomisches und ökologisches Handeln wie auch ethische Überlegungen sind Teil der Ausbildungsziele und müssen zukünftig noch stärker einbezogen werden.

Abbildung 1: Vorbehaltene Tätigkeiten für MTL (§ 5 Abs. 1 MTBG)

Die folgenden Tätigkeiten dürfen auf dem Gebiet der Humanmedizin nur von Medizinischen Technologinnen für Laboratoriumsanalytik und Medizinischen Technologen für Laboratoriumsanalytik ausgeübt werden:

1. *Durchführung biomedizinischer Analyseprozesse mittels biologischer, chemischer sowie physikalischer Methoden und Verfahren einschließlich Plausibilitätskontrolle, Validierung und Qualitätssicherung,*
2. *Vorbereitung und Aufbereitung von histologischen, zytologischen und weiteren morphologischen Präparaten zur Prüfung für die ärztliche Diagnostik einschließlich Plausibilitätskontrolle und Qualitätssicherung.*

Ausgenommen von den in Satz 1 genannten Tätigkeiten sind einfach zu handhabende quantitative Laboranalysen sowie entsprechende Untersuchungen von Körperflüssigkeiten und Ausscheidungen.

Berufliches Handlungsfeld von MTR

MTR sind in den Fachgebieten der Radiologischen Diagnostik und anderer bildgebender Verfahren, Strahlentherapie und Nuklearmedizin tätig. Herausragendes Merkmal der drei Einsatzgebiete ist der Umgang mit ionisierender Strahlung. Hier ist in erster Linie Röntgenstrahlung zu nennen, die zu diagnostischen Zwecken zum Einsatz kommt. Ionisierende Strahlung, die beim radioaktiven Zerfall entsteht, spielt hingegen im Bereich der Nuklearmedizin die Hauptrolle. Die Behandlungen mit radioaktiven Stoffen ergänzen das Spektrum. Im Rahmen der Strahlentherapie wird unterschiedliche hochenergetische Strahlung angewandt, die in den

Bestrahlungsgeräten generiert wird. Dabei handelt es sich um Korpuskularstrahlung (etwa Elektronen) oder um elektromagnetische Wellenstrahlung. Der Umgang mit ionisierender Strahlung verlangt von der Berufsgruppe ein hohes Maß an Fachwissen, um den jeweils adäquaten Strahlenschutz gewährleisten zu können. So erfordert der Schutz vor radioaktiver Strahlung wie Alpha-, Beta- oder Gammastrahlung weiterführende Maßnahmen als jene, die beim Schutz vor Röntgenstrahlung anzuwenden sind. Dabei steht nicht nur der Schutz für Patienten im Fokus, sondern es gilt immer das Team sowie die eigene Person - aber auch Dritte und die Umwelt - vor einer Strahlenbelastung zu schützen.

Fachkunde im Strahlenschutz

Alleinstellungsmerkmal der Berufsgruppe ist, dass MTR mit Abschluss ihrer Berufsqualifikation über eine Fachkunde im Strahlenschutz für ihre vorbehaltenen Tätigkeiten (siehe *Abbildung 2*) verfügen (§ 47 StrlSchV). Das bedeutet, dass MTR - anders als Personen anderer Gesundheitsfachberufe - radiologische Aufnahmen, strahlentherapeutische und nuklearmedizinische Tätigkeiten ohne Aufsicht durch eine ärztliche Person mit Fachkunde durchführen dürfen (§ 145 StrlSchV).

Radiologische Diagnostik und bildgebende Verfahren

Zentrale Aufgabe ist es hier, radiologische Aufnahmen zu erstellen. Diese werden nach ärztlicher Anordnung anhand rechtfertigender Indikation, die die Anwendung von ionisierender Strahlung am Patienten legitimiert (§ 119 StrlSchV, § 83 StrlSchG), angefertigt. Zum Spektrum der Aufnahmen unter Anwendung ionisierender Strahlung gehören klassische Skelett- oder Lungenaufnahmen mittels Projektionsradiographie sowie die Mammographie. Erweitert wird das Spektrum durch die Schnittbilddiagnostik, wie etwa bei der Computertomographie (CT). MTR führen Untersuchungen an hochtechnologisierten Geräten durch und beurteilen die Bildqualität anhand der Leitlinien zur Qualitätssicherung (Bundesärztekammer, 2022a; Bundesärztekammer 2022b). Darüber hinaus erstellen MTR Schnittbilder mittels der Magnetresonanztomographie (MRT). Bei diesem Verfahren, das auch

Kernspinresonanztomographie genannt wird, entstehen die Aufnahmen nicht durch die Anwendung von ionisierender Strahlung, sondern durch die Anwendung von starken Magnet- und Hochfrequenzfeldern. Werden beim Umgang mit ionisierender Strahlung an die Berufsgruppe hohe Anforderungen bezüglich des Strahlenschutzes gestellt, spielen beim Umgang mit den verschiedenen Kraftfeldern des MRT völlig andere Sicherheitsaspekte eine Rolle.

Einen weiteren Bereich der Radiologie stellen Interventionen dar; hierzu gehören etwa Organpunktionen oder Gefäßuntersuchungen und -behandlungen. Diese werden von Radiologen in Zusammenarbeit mit MTR durchgeführt. Hinzu kommen Aufgaben im Umgang mit sterilen Interventionsmaterialien wie etwa Gefäßkathetern, Drähten oder Stents, die von MTR ein spezielles Handling erfordern.

Das Untersuchungsspektrum der Radiologischen Diagnostik und Interventionen erfordert zum Teil den Einsatz von Röntgenkontrastmitteln; bei MRT-Untersuchungen werden spezifische MRT-Kontrastmittel verwendet. Kontrastmittel gehören zur Gruppe der Arzneimittel und ihr Umgang erfordert einen weiteren Blick auf die Patientensicherheit. Gerade dieser wird an Bedeutung zunehmen, da die Verabreichung von Pharmaka (nach ärztlicher Anordnung) in die vorbehaltenen Tätigkeiten des neuen MT-Berufe-Gesetzes mit aufgenommen ist (§ 5 Abs. 2 MTBG).

Strahlentherapie

In diesem Tätigkeitsbereich werden Therapien mittels hochenergetischer Strahlung durchgeführt. Dabei werden überwiegend bösartige Tumore mit Hilfe von Röntgen-, Gamma- oder Teilchenstrahlung behandelt. Da die Patienten über einen längeren Zeitraum regelmäßig bestrahlt werden, stellen MTR für sie oft eine zentrale Kontaktperson dar.

MTR bedienen Linearbeschleuniger, an denen die hochpräzisen Bestrahlungen anhand individueller Bestrahlungspläne durchgeführt werden. Um eine erfolgreiche Bestrahlung zu gewährleisten, ist dabei die exakte Lagerung und Positionierung der Patienten notwendig. Bei der 3D-Bestrahlungsplanung sind MTR vielfältig beteiligt, so führen sie etwa das sogenannte Planungs-CT durch und gewährleisten die Erstellung und Umsetzung des Bestrahlungsplans.

Nuklearmedizin

Im Fachgebiet der Nuklearmedizin werden Patienten schwach radioaktive Stoffe (Radiopharmaka) injiziert, die sich in den zu untersuchenden Organen anreichern. Nach einer definierten Wartezeit können anschließend Stoffwechselvorgänge bildlich dargestellt werden. Dafür erfassen MTR die radioaktive Verteilung im interessierten Zielorgan mit einer Gammakamera. Das Ergebnis der Messung wird als Szintigrafie dargestellt. Mit einer speziellen Ausstattung der Gammakamera können zusätzlich (SPECT) Schnittbilder erzeugt werden. Die Vorbereitung der Radiopharmaka, die Injektion nach ärztlicher Anordnung, die Durchführung und Datenauswertung der Untersuchung sowie die korrekte Entsorgung der radioaktiven Abfälle gehören zum Tätigkeitsspektrum von MTR. Der Schutz vor Kontaminationen spielt beim Umgang mit radioaktiven Stoffen dabei stets eine wesentliche Rolle.

Einen technischen Fortschritt stellen sogenannte Hybridgeräte dar, die zwei Untersuchungsmodalitäten in einem High-End-Gerät vereinen. Mittlerweile etabliert hat sich das PET[2]-CT, das die Technik der Nuklearmedizin (PET) und die der Röntgendiagnostik (Computertomographie) miteinander kombiniert. Ebenfalls zu den Hybridgeräten gehört das PET-MRT, das die nuklearmedizinische Diagnostik mittels PET und die Diagnostik mittels MRT vereint. MTR müssen hier mit zwei unterschiedlichen Modalitäten und ihren unterschiedlichen Anforderungen und Gefahren gleichzeitig umgehen können.

Zusätzlich werden im Fachgebiet der Nuklearmedizin Tumore mit radioaktiven Medikamenten behandelt. Bei dieser Radionuklidtherapie erhalten Patienten radioaktive Stoffe, die sich in den Tumoren anreichern und diese mit ihrer Strahlung zerstören sollen.

Patientenbetreuung

Neben den technischen Aspekten wie Gerätebedienung und Strahlenschutz betreuen und versorgen MTR ihre Patienten während des

---

[2] Positronen-Emissions-Tomographie.

gesamten Prozesses – vor, während und nach der Untersuchung oder Behandlung. Ein sensibler Umgang mit den zum Teil schwerstkranken und/oder psychisch labilen Patienten wird von ihnen besonders bei Interventionen und in der Strahlentherapie gefordert. MTR müssen fundiert Auskunft über Untersuchungsabläufe geben und ihre Patienten aller Altersstufen, mit verschiedenen kulturellen Hintergründen und unterschiedlicher körperlicher Verfassung souverän durch Untersuchungen führen können. Etwa bei MRT-Untersuchungen: Hier erfordert die aufkommende Platzangst der Patienten/-innen eine spezielle Patientenführung, wenn die Diagnostik in dem Kernspintomografen ermöglicht werden soll.

Datenmanagement und KI

Das sogenannte Postprocessing (Bildnachverarbeitung) ist ein weiterer Bestandteil im Tätigkeitsfeld von MTR. In allen Fachgebieten liegen die generierten Aufnahmen als Datensätze mit großen Datenvolumina vor. Nach Abschluss der Untersuchung schließt sich die Bildnachverarbeitung an. Hier können weitere Untersuchungserkenntnisse erlangt werden, ohne den Patienten weiter mit Strahlung zu belasten. MTR führen das Postprocessing technisch durch – auch in Abhängigkeit von der Fragestellung. Neue Aufgaben des Datenmanagements, die in Zusammenhang mit KI stehen (Patienten-, Untersuchungs-, Qualitäts- und Workflowmanagement), werden das Aufgabenspektrum von MTR voraussichtlich erweitern (Vogl et al., 2021).

Technische Qualitätssicherung und Dosimetrie

MTR übernehmen Aufgaben zur technischen Qualitätssicherung: Sie führen diese durch, werten sie aus und beurteilen die Ergebnisse. Technische Qualitätssicherungen werden regelmäßig durchgeführt, um Fehlfunktionen zu erkennen und einen zuverlässigen Umgang mit den Strahlenquellen zu gewährleisten. Technische Qualitätssicherungen sowie weitere physikalisch-technische Aufgaben in der Dosimetrie stellen vorbehaltene Tätigkeiten für MTR dar (§ 5 Abs. 2 MTBG). Als ein neues Tätigkeitsfeld im Bereich des Strahlenschutzes können die Aufgaben im Rahmen des Dosismanagements betrachtet werden, bei dem mit Hilfe von digitalen

Systemen Dosisüberschreitungen detektiert und verwaltet werden (Singer, 2021).

Abbildung 2: Vorbehaltene Tätigkeiten der MTR (§ 5 Abs. 2 MTBG)

Die folgenden Tätigkeiten dürfen auf dem Gebiet der Humanmedizin nur von Medizinischen Technologinnen für Radiologie und Medizinischen Technologen für Radiologie ausgeübt werden:

1. *Technische Durchführung und Beurteilung der Qualität der Ergebnisse der radiologischen Diagnostik und anderer bildgebender Verfahren einschließlich Qualitätssicherung sowie Verabreichung von Pharmaka für die bildgebenden Verfahren nach ärztlicher Anordnung,*
2. *technische Durchführung der Strahlentherapie sowie Mitwirkung bei der Erstellung des Bestrahlungsplans und dessen Reproduktion an der Patientin oder am Patienten einschließlich Qualitätssicherung,*
3. *technische Durchführung der nuklearmedizinischen Diagnostik und Therapie einschließlich Qualitätssicherung sowie Verabreichung von Radiopharmaka für nuklearmedizinische Standarduntersuchungen nach ärztlicher Anordnung,*
4. *Durchführung physikalisch-technischer Aufgaben in der Dosimetrie und im Strahlenschutz in der radiologischen Diagnostik, in der Strahlentherapie und in der Nuklearmedizin sowie Auswertung und Beurteilung der Messergebnisse.*

Das Strahlenschutzgesetz und die auf dessen Grundlage erlassenen Rechtsverordnungen bleiben unberührt.

Berufliches Handlungsfeld von MTF

Die Schwerpunkte der Disziplin bilden die vier Fachgebiete kardiovaskuläre, pneumologische, audiologische und neurophysiologische Funktionsdiagnostik. Medizinische Technologinnen und Medizinische Technologen für Funktionsdiagnostik werden außer in den Bereichen Kardiologie, Angiologie, Pneumologie, Hals-Nasen-Ohren-Heilkunde (HNO) und Neurologie auch etwa in der Arbeitsmedizin oder in fachübergreifenden Zentren eingesetzt. Mittels klinischer, elektrophysiologischer, laborchemischer und bildgebender Verfahren führen sie dort Untersuchungen zur Bestimmung der Funktionsfähigkeit entsprechender Organsysteme durch und formulieren Vorbefunde. Sie tragen damit entscheidend zur Diagnosestellung bei.

MTF zeichnen sich insbesondere durch eine hohe fachspezifische medizinische Grundausbildung aus, welche es ihnen ermöglicht, ihre Untersuchungen fortlaufend auf Plausibilität zu prüfen. Sie müssen Störeinflüsse von tatsächlichen Pathologien unterscheiden, die Durchführbarkeit von Untersuchungen, Einschränkungen der Durchführbarkeit sowie resultierende Auswirkungen auf das Untersuchungsergebnis selbstständig abschätzen und entsprechend konsequent handeln. Da viele der Untersuchungen eigenverantwortlich durchgeführt werden, ist die vollständige Dokumentation aller Einflussfaktoren für die Erstellung korrekter Befunde unabdingbar. Die Durchführung von funktionsdiagnostischen Untersuchungen erfordert den Einsatz diverser medizinischer Geräte, mit deren Hilfe der Zustand des zentralen und peripheren Nervensystems, der Muskelfunktion, des Hör-, Gleichgewichts-, Geruchs- und Geschmacksinns, des Herz-Kreislauf- und Gefäßsystems sowie des respiratorischen Systems überprüft wird. So untersuchen MTF etwa Hörvermögen, Gleichgewichtssinn, Herz- oder Hirnströme sowie Lungenfunktion der Patienten und auch Allergiediagnostik gehört zu ihrem Untersuchungsspektrum. Neben dem Umgang mit medizinischen Geräten steht der stetige und enge Patientenumgang im Fokus der Berufspraxis als MTF, beispielsweise im Sinne von Anleitungen und Begleitung der Patienten während spezieller Testverfahren.

Fachbereich Hals-Nasen-Ohren-Heilkunde

Im Fachbereich der HNO führen MTF überwiegend Tätigkeiten der Audiologie und Neurootologie durch und wenden verschiedene Verfahren an, um das Hörvermögen von Patienten aller Altersklassen zu erfassen. Dabei prüfen sie die Funktion diverser Bestandteile des Hör- und Gleichgewichtsorgans separat. Ebenfalls zum Berufsbild zählen die Beratung, Nachsorge und regelmäßige Kontrolle bei Patienten mit Hörgeräten (in Kooperation etwa mit Hörgeräteakustikern). Interoperativ überwachen sie die Hörfunktion bei dafür kritischen Eingriffen und führen die objektive Erfassung von Hörstörungen bei Neugeborenen, Säuglingen und Kindern oder im Rahmen von Gutachten durch. Mit entsprechender fachspezifischer Fortbildung betreuen MTF Patienten mit Cochlea-Implantaten (CI). Bei der Anpassung der CI (Fitting) werden MTF aktiv, indem sie diese sowohl auf die individuellen Gegebenheiten der Patienten als auch auf die postoperativen Voraussetzungen justieren. Weiterhin schulen sie die Betroffenen im Umgang mit dem CI und dessen Zubehör.

Zur Prüfung des Geruchs- und Geschmackssinnes in der Olfakto- und Gustologie wenden MTF subjektive und objektive Untersuchungsmethoden an. Sie prüfen den Luftdurchfluss der Nase und führen Allergietests durch.

Fachbereich Neurologie

In der neurophysiologischen Funktionsdiagnostik lösen MTF durch äußere Stimuli (etwa elektrische Impulse, Lichtreize, akustische Signale oder Magnetfelder) bioelektrische Signale an den Nervenbahnen des Patienten aus, welche im Anschluss an der Körperoberfläche registriert werden können. So wird zum Beispiel die Signalweiterleitung entlang des zentralen Nervensystems (Gehirn und Rückenmark) und in den Extremitäten geprüft. MTF führen auch Untersuchungen zur Erfassung von Erkrankungen des autonomen Nervensystems durch; dieses reguliert unter anderem das Herz-Kreislauf-System. Die wohl mit ihrer Entstehung 1929 älteste neurophysiologische Untersuchung stellt die Elektroenzephalographie (EEG) dar. Die EEG dient der Erfassung der elektrischen Signale, welche den Aktivitätszustand des menschlichen Gehirns wiedergeben sowie der Beurteilung seiner Reaktionsfähigkeit auf äußere Reize (etwa Licht) und fällt somit in den Aufgabenbereich der MTF. MTF führen neurophysiologische Untersuchungen mit und an Patienten jeden Alters (vom Säuglingsalter in der Neuropädiatrie bis ins hohe Alter) und jeder körperlicher Verfassung (von normalem Entwicklungsstand bis Schwerbehinderung oder als Teildiagnostik im Bereich der Hirntodfeststellung) durch. Ein weiteres Einsatzgebiet von MTF ist die Überwachung neurologischer Funktionen bei Operationen, zum Beispiel während neurochirurgischer Eingriffe. Dazu gehört die Unterstützung von Neurochirurgen bei der intraoperativen Orientierung durch den Einsatz neurophysiologischer Methoden (z.B. Mapping). Neben diesem sogenannten intraoperativen Neuromonitoring lokalisieren MTF mittels transkranieller Magnetstimulation vor der Operation für die Bewegung und Sprache relevante Areale in der Hirnrinde.

Fachbereich Kardiologie und Angiologie

In den Fachbereichen Kardiologie und Angiologie werden durch MTF Untersuchungen des Herz-Kreislauf- und Gefäßsystems durchgeführt. Ein Beispiel hierfür ist die Aufzeichnung und Interpretation durch Herzaktivität generierter elektrischer Signale, auch bekannt als Elektrokardiographie (EKG). Zur Beurteilung von Rhythmusstörungen legen MTF Langzeit-EKG- und -blutdruckmessgeräte an und werten die Aufzeichnungen aus. Die Belastungsfähigkeit des Herz-Kreislauf-Systems wird mittels Belastungsuntersuchungen auf einem Fahrradergometer oder Laufband getestet. In speziellen Zentren führen sie Ultraschalluntersuchungen an Herz und Gefäßen selbst durch und lesen implantierte Herzschrittmacher und Defibrillatoren aus. Sie unterstützen Ärzte und Ärztinnen im Herzkatheterlabor, im Elektrophysiologielabor sowie im Hybridlabor. Dabei übernehmen sie Aufgaben im Umgang mit sterilen Interventionsmaterialien wie etwa Gefäßkathetern, -drähten oder Stents.

Interventionen werden mit sogenannten Röntgenkontrastmitteln durchgeführt; bei Ultraschalluntersuchungen werden spezifische Ultraschallkontrastmittel verwendet. Beide gehören zur Gruppe der Arzneimittel und ihr Umgang erfordert einen besonderen Blick auf die Patientensicherheit.

Fachbereich Pneumologie

Etwa bei Verdacht auf chronische Bronchitis, Bronchialasthma, Lungenfibrose oder Arzneimittelallergie wird von MTF auf ärztliche Anordnung hin die Funktion des respiratorischen Systems geprüft und allergische Funktionsdiagnostik durchgeführt. Dazu messen MTF das Lungenvolumen mit einem Spirometer. Auch im Bereich des Hochleistungssports wird diese Untersuchung zur Leistungsoptimierung durchgeführt. Mit dem Bodyplethysmographen untersuchen MTF die Kraft der Atemmuskulatur oder die Atemwiderstände - auch unter Belastung des Patienten und zur Evaluation der Wirkung einer Medikation. Sie entnehmen Blutproben am Ohrläppchen oder am Arm und analysieren und bewerten physikalische Atem- und Blutgase. MTF überwachen Patienten in schlafmedizinischen Einrichtungen und wirken etwa bei der Therapiekontrolle und -anpassung von Patienten mit nächtlichen Atemaussetzern mit.

Patientenbetreuung

Neben der Gerätebedienung betreuen und versorgen MTF ihre Patienten während des gesamten Untersuchungsprozesses - vor, während und nach der Untersuchung. Ein sensibler Umgang mit den zum Teil schwerstkranken und/oder psychisch labilen Patienten wird von ihnen gefordert. MTF müssen fundiert Auskunft über Untersuchungsabläufe geben und ihre Patienten aller Altersgruppen sowie unterschiedlicher Mobilität und Compliance souverän durch Untersuchungen führen können.

Datenmanagement und KI

Das sogenannte Postprocessing ist ein weiterer Bestandteil im Tätigkeitsfeld von MTF. In allen Fachgebieten liegen die generierten Aufzeichnungen als Datensätze vor. Nach Abschluss der Untersuchung erfolgt die Nachbearbeitung. Hier können die

Aufzeichnungen zum Teil von Artefakten bereinigt und Pathologien hervorgehoben werden. Neue Aufgaben des Datenmanagements im Zusammenhang mit KI (Patienten-, Untersuchungs-, Qualitäts- und Workflowmanagement) werden das Aufgabenspektrum von MTF voraussichtlich erweitern.

Abbildung 3: Vorbehaltene Tätigkeiten von MTF (§ 5 Abs. 3 MTBG)

Die folgenden Tätigkeiten dürfen auf dem Gebiet der Humanmedizin nur von Medizinischen Technologinnen für Funktionsdiagnostik und Medizinischen Technologen für Funktionsdiagnostik ausgeübt werden:

1. *Durchführung funktionsdiagnostischer Untersuchungen in der Kardiologie, in der Angiologie, in der Pneumologie, in der Hals-Nasen-Ohren-Heilkunde und in der Neurologie einschließlich Plausibilitätskontrolle und Qualitätssicherung,*
2. *Durchführung und Vorbefundung zu den jeweiligen funktionsdiagnostischen Untersuchungen.*

Ausgenommen von den in Satz 1 genannten Tätigkeiten sind einfache vor- und nachbereitende Tätigkeiten und einfache Funktionsprüfungen.

Literaturverzeichnis

Bundesärztekammer (2022a). Leitlinie der Bundesärztekammer zur Qualitätssicherung in der Röntgendiagnostik. *Deutsches Ärzteblatt*. Abgerufen am 14. April 2023 von https://www.bundesaerztekammer.de/fileadmin/user_upload/BAEK/Themen/Qualitaetssicherung/_Bek_BAEK_Leitlinie_Roentgendiagnostik_ONLINE_KORR_Vers_25_05_2023.pdf

Bundesärztekammer (2022b). Leitlinie der Bundesärztekammer zur Qualitätssicherung in der Computertomographie. *Deutsches Ärzteblatt.* Abgerufen am 14. April 2023 von https://doi.org/10.3238/arztebl.2022.ll_qualitaetssicherung_computertomographie

Hinze, M., Kachler, M., Maschek, C., Nickel, S. & Nordheim, M. (2014). *Berufsprofil zum Handlungsfeld der Biomedizinischen Analytik.* DVTA e.V.

Singer, J. (2021). Dosismanagement - Neue Aufgaben für MTR. *Radiopraxis, 14* (02), 64–71.

Vogl, T. J., Mäder, C., Booz, C., Koch, V. & Bernatz, S. (2021). Künstliche Intelligenz in der Radiologie: Wo stehen wir? Wo kann es hingehen? *Radiopraxis, 14*(01), 10–19. https://doi.org/10.1055/a-1177-4567

Der Kompetenzbegriff

Im Rahmen der technischen Entwicklungen der letzten fünfzig Jahre haben das Informationsangebot und auch die Zugänglichkeit zu Datenquellen jeglicher Art enorm zugenommen. Zur Optimierung von Arbeitsabläufen war es notwendig, möglichst viele relevante und rational geprüfte Informationen persönlich parat zu haben und korrekt wiedergeben zu können, sprich viel zu wissen. Was „früher" noch umständlich in Lexika des Formats Brockhaus nachgeschlagen werden musste, wird heute jedoch schnell via Smartphone und Internetzugang in Erfahrung gebracht – und nach seiner Zweckerfüllung oftmals genauso schnell wieder vergessen. Mit den Zugriffs- und Speichermöglichkeiten des 21. Jahrhunderts nimmt die Relevanz von Wissen im Alltag ab (Dammer, 2013) – frei nach Einsteins „Wissen heißt wissen, wo es geschrieben steht". Anstatt des Wissensbegriffs rückt der Kompetenzbegriff in den Fokus.

Die Verwendung des Kompetenzbegriffs geht auf ein den neuen Anforderungen entsprechend verändertes Verständnis von Lernen und Lehren zurück. So wird Lernen in der aktuellen Zeit nicht lediglich als Aufnahme und Reproduktion von Informationen verstanden, wie sie mit veralteten schulischen Bildungsvorstellungen in Verbindung gebracht wird. Vielmehr gewinnt das Lernen durch Erleben und Erfahrung an Bedeutung. Es ergänzt das vormals überwiegend auf Wissen basierende Bildungsverständnis um einen praxisrelevanten Aspekt: den Wert im Handlungskontext erworbener Fähigkeiten (Dohmen, 2002).

Hervorzuheben ist dabei die Rolle der Lernenden als Hauptverantwortliche des Lernvorgangs. Ihnen wird, so wird es derzeit auch bildungspolitisch durch das Paradigma lebenslangen Lernens deutlich vertreten, ein erheblicher Anteil der Bildungsverantwortung übertragen. So sollen etwa „*bis 2030 mindestens 60% der Erwachsenen zwischen 25 und 64 Jahren in den letzten 12 Monaten an einer Bildungsmaßnahme teilgenommen haben*" (Europäische Agenda Erwachsenenbildung, 2022). Begünstigt werden Selbststeuerung und die Entwicklung des persönlichen Potenzials durch „*die Entwicklung eigenen Wissens durch die konstruktiv erschließende Verarbeitung und Integration dessen, was von außen […] auf die Menschen zukommt*"

(Dohmen, 2002). Gemeint sind damit Prinzipien der individuellen Informationsverarbeitung sowie der Assimilation und Akkommodation von Lerninhalten (Aebli, 2006). Lernende erleben Situationen, analysieren diese sowohl explizit als auch implizit gemäß ihrem persönlichen Verständnis und ihrem Kenntnisstand sowie ihren Fähigkeiten. Anschließend ordnen sie die gewonnenen Erkenntnisse individuell unterschiedlich in das eigene Weltverständnis ein oder erweitern dieses entsprechend. Dieser Vorgang ist zutiefst persönlich und individuell und kann von außen nicht oder zumindest nicht in seinen Einzelheiten vorbestimmt werden.

Dieses umfassende Verständnis von Lernen führt auch zu Veränderungen in den Bildungsstandards. Vormals lag der Fokus auf fachsystemischen Bildungszielen, nachvollziehbar etwa anhand der Ausbildungs- und Prüfungsverordnung für MTA aus dem Jahre 1994 (Anlage 1 zu § 1 Abs. 1 MTA-APrV 1994). Diese wurden jedoch mit der vermehrten Ausdifferenzierung der modernen Wissenschaften zunehmend obsolet. Dem schnellen Wandel von Wissen und Gesellschaft kann diese Form der Bildung nicht dauerhaft gerecht werden. Lernende verlassen die Bildungseinrichtungen mit zum Teil bereits grenzwertig veralteten oder bald irrelevanten Wissens- und Kenntnisständen. Ob sie in der Lage sind, sich selbstständig neu zu orientieren und ihre eigenen Fähigkeiten auf das erforderliche Maß auszubauen, ist vor allem eine individuelle Frage (Hohenstein & Neumann, 2017).

Der kompetenzorientierte Bildungsgedanke hingegen sieht vor, den beschriebenen Prozess des eigenverantwortlichen und stark individuell geprägten Lernens ganzheitlich abzubilden. Lernen soll vom Lernenden aus gedacht werden. So passt auch Heyses Definition von Kompetenz nach R. W. Whites Vorbild als *„eine grundlegende Fähigkeit (weder genetisch angeboren, noch ein biologisches Reifeprodukt), die vom Individuum selbst hervorgebracht wird und sich in selbst motivierter Interaktion mit der Umwelt herausbildet"* (Heyse, 2010) ins Bild subjektbezogenen Verständnisses von Lernen und Lehren.

Grundlage für kompetenzorientiertes Lernen ist, dass Lernsituationen geschaffen werden, die sowohl explizites, vom Lernenden geplantes und gesteuertes Lernen als auch implizite, also unterbewusst ablaufende Lernprozesse fördern. Die Lernenden erwerben Fertigkeiten, Kenntnisse und Qualifikationen in Relation zu individuellen Regeln, Normen und Werten in Abhängigkeit von eigenen Motivationen und Emotionen (Hohenstein & Neumann, 2017). Erleben die Lernenden etwa eine neue Situation, so versuchen sie das Neue zunächst in ihre persönlichen Erfahrungen und ihnen bekannte Zusammenhänge einzuordnen. Sie beurteilen die Situation anhand ihres persönlichen Weltbildes, inklusive ihrer moralischen und ethischen Vorstellungen und ihrer persönlichen Gefühle und Ziele. Im Resultat reagieren verschiedene Personen in der gleichen Situation jeweils unterschiedlich; je unterschiedlicher die individuellen Weltsichten, desto größer ist die Diskrepanz des Verhaltens in der Situation. Das Zusammenwirken dieser verschiedenen Aspekte charakterisiert kompetenzorientierte Lernprozesse. Erpenbeck (2007) fasst dies in seiner Kompetenzdefinition wie folgt zusammen: *„Kompetenzen werden von Wissen fundiert, durch Werte konstituiert, als Fähigkeiten disponiert, durch Erfahrungen konsolidiert, aufgrund von Willen realisiert."* Im Rahmen von Bildungsprozessen sollen die Aspekte zielgerichtet entwickelt werden.

Nach Weinert (2001) sind Kompetenzen

> *„die bei Individuen verfügbaren oder durch sie erlernbaren kognitiven Fähigkeiten und Fertigkeiten, um bestimmte Probleme zu lösen, sowie die damit verbundenen motivationalen, volitionalen und sozialen Bereitschaften und Fähigkeiten, um die Problemlösungen in variablen Situationen erfolgreich und verantwortungsvoll nutzen zu können."*

Weinert betont damit den Handlungsbezug und hebt zugleich die einzige Möglichkeit hervor, wie beziehungsweise in welchem Kontext Kompetenzen sinnvoll erfasst werden können: im Handlungsumfeld. Messbar werden erworbene Kompetenzen anhand von Lernergebnissen (learning outcomes). Diese drücken aus, *„was Lernende wissen, verstehen und in der Lage sind zu tun, nachdem sie einen Lernprozess abgeschlossen haben"* (BMBF, o.D.). Die Kompetenz einer Person lässt sich demnach nur in der Anwendung ihres Wissens und ihrer Fähig- und Fertigkeiten prüfen.

Der erste Schritt einer Objektivierung und Erfassung von Kompetenzen besteht laut Schwarz & Brandt (2020) in der Entwicklung einer Kompetenzbeschreibung, die *„definiert […], welches Wissen oder welche Fähig- oder Fertigkeiten zu der zu erwerbenden Kompetenz gehört"*. Für eine adäquate Kompetenzbeschreibung sind demnach die Erfassung und genaue Ausdifferenzierung der einzelnen Aspekte einer Kompetenz unerlässlich.

Die Projektgruppe MTA-Zukunft nutzt diese Zielsetzung und Herangehensweise als Grundlage ihrer Arbeit.

Literaturverzeichnis

Aebli, H. (2006). *Zwölf Grundformen des Lehrens: Eine Allgemeine Didaktik auf psychologischer Grundlage. Medien und Inhalte didaktischer Kommunikation, der Lernzyklus* (13. Auflage). Klett-Cotta.

Bundesministerium für Bildung und Forschung (o.D.). *Der DQR – Deutscher Qualifikationsrahmen*. Deutscher Qualifikationsrahmen. https://www.dqr.de/dqr/de/der-dqr/der-dqr_node.html. Abgerufen am 04. November 2022

Dammer, K.-H. (2013). *Das können Sie vergessen. Überlegungen zum merkwürdigen Umgang mit Wissen in der „Wissensgesellschaft"*. Abgerufen am 11. November 2022 von https://bildung-wissen.eu/wp-content/uploads/2013/10/Dammer_Wissensgesellschaft.pdf

Dohmen, G. (2002). Lebenslanges Lernen – und wo bleibt die „Bildung"? *Literatur- und Forschungsreport Weiterbildung, 49*, 8–14.

Erpenbeck, J. (2008). KoDe – Kompetenz-Diagnostik und -Entwicklung. In *Handbuch Kompetenzmessung. Erkennen, verstehen und bewerten von Kompetenzen in der betrieblichen, pädagogischen und psychologischen Praxis* (2., überarbeitete und erweiterte Auflage, S. 489–503). Schäffer-Poeschel.

Europäische Agenda Erwachsenenbildung. (2021). *Ziele*. Abgerufen am 11. November 2022 von https://www.agenda-erwachsenenbildung.de/die-agenda/ziele

Heyse, V. (2010). Verfahren zur Kompetenzermittlung und Kompetenzentwicklung: KODE® im Praxistest. In *Grundstrukturen menschlicher Kompetenzen. Praxiserprobte Konzepte und Instrumente* (1. Auflage, Bd. 5, S. 55–174). Waxmann.

Hohenstein, A. & Naumann, S. (2017). KoDe – Kompetenzdiagnostik und -Entwicklung. In *Handbuch Kompetenzmessung. Erkennen, verstehen und bewerten von Kompetenzen in der betrieblichen, pädagogischen und psychologischen Praxis* (3. Auflage, S. 274–286). Schäffer-Poeschel.

Schwarz, S. & Brandt, P. (2020). Kompetenzorientierung. *weiter bilden. DIE Zeitschrift für Erwachsenenbildung, 874*(2/2020), 10–11.

Weinert, F. E. (2001). Vergleichende Leistungsmessung in Schulen – eine umstrittene Selbstverständlichkeit. In *Leistungsmessungen in Schulen* (S. 17–31). Beltz.

Deutscher Qualitätsrahmen (DQR) / Europäischer Qualitätsrahmen (EQR)

Die Vielfältigkeit verschiedener Abschlüsse an europäischen Bildungseinrichtungen erschwert die Vergleichbarkeit und damit die Beurteilung und Anerkennung von Qualifikationen. Um *„die Mobilität von Beschäftigten und Lernenden zu erhöhen und deren lebenslanges Lernen“* (KMK, o.D.) zu fördern, verabschiedeten das Europäische Parlament und der Europäische Rat 2008 (Official Journal of the European Union, 2008) einen *„auf Lernergebnissen basierenden Rahmen, in dem alle Arten von Qualifikationen in 8 Niveaus eingestuft werden“* (European Union, o.D.). Dieser Europäische Qualifikationsrahmen (EQR) oder auch European Qualifications Framework (EQF) dient als Orientierung und Empfehlung für die Erstellung nationaler Qualifikationsrahmen durch die einzelnen Mitgliedsstaaten.

Der Europäische Qualifikationsrahmen (EQR)

Die acht Niveaustufen des EQR werden grob durch Deskriptoren der Kategorien *Knowledge* (Wissen), *Skills* (Fertigkeiten) und *Competence* (Kompetenz) definiert und stellen so eine Arbeitsgrundlage für die Staaten dar, welche die Empfehlung umsetzen wollen. Dabei entspricht ein Bachelorstudiengang im Kurzstudium, etwa an einer Berufsakademie, dem Erreichen der Niveaustufe 5. Ein abgeschlossener Bachelorstudiengang entspricht der Stufe 6 an einer allgemeinen Hochschule, der Masterstudiengang der Stufe 7 und die Promotion der Niveaustufe 8 (European Union Parliament & Council, 2008; Ministry of Science, Technology and Innovation, 2005).

Im Jahr 2021 setzten bereits 35 Staaten einen nationalen Qualifikationsrahmen in Anlehnung an den EQR um: *„Austria, Belgium (Flanders and Wallonia), Bulgaria, Croatia, Cyprus, The Czech Republic, Denmark, Estonia, Finland, the Former Yugoslav, Republic of Macedonia, France, Germany, Greece, Hungary, Iceland, Ireland, Italy, Kosovo, Latvia, Liechtenstein, Lithuania, Luxembourg, Malta, Montenegro, the Netherlands, Norway, Poland, Portugal, Romania, Serbia, Slovakia, Slovenia, Sweden, Switzerland and Turkey“* (Cedefop, o.D.).

Der Deutsche Qualifikationsrahmen (DQR)

Der Deutsche Qualifikationsrahmen entspricht der nationalen Umsetzung des EQR für Deutschland. Er wurde unter Berücksichtigung der *„Besonderheiten des deutschen Bildungssystems"* (BMBF & KMK, 2013a) vom Bundesministerium für Bildung und Forschung sowie der Kultusministerkonferenz verantwortet entwickelt. Dieser Prozess begann mit der Entscheidung zur Entwicklung im Jahr 2006 (ebd.) und kann mit der Verabschiedung des Deutschen EQR-Referenzierungsberichts 2013 als abgeschlossen betrachtet werden. Das Dokument setzt den DQR mit dem EQR in Relation (BMBF & KMK, 2013b) und ermöglicht so die internationale Übertragbarkeit von deutschen Bildungsabschlüssen auf ihr Pendant in anderen europäischen Ländern.

Durch den DQR soll das deutsche Bildungssystem transparenter werden. Zusätzlich soll der DQR dazu beitragen, Qualifikationen in Deutschland insgesamt besser abzubilden. Dazu schließt er neben der Anerkennung von Kompetenzen aus formalen Qualifizierungs-maßnahmen auch nonformal sowie informell erworbene Kompetenzen explizit ein (BMBF & KMK, 2013a).

Strukturell enthält der DQR zunächst wie der EQR acht Niveaustufen. Für jede Niveaustufe wird ein allgemeiner Niveauindikator definiert. Dieser enthält die allgemeine Anforderungsstruktur, beschrieben anhand des Grades an Komplexität, Dynamik und erforderlicher Selbstständigkeit, welche die Kompetenzen dieser Stufe erfordern.

Jedes Niveau ist nun in zwei Kompetenzkategorien unterteilt: *Fachkompetenz* und *Personale Kompetenz.* Unter diesen werden je zwei Subkategorien angegeben, um Handlungskompetenzen differenziert und ganzheitlich abbilden zu können. Fachkompetenz unterteilt sich in *Wissen* und *Fertigkeiten* und entspricht somit den beiden Deskriptoren des EQR *Knowledge* und *Skills.* Personale Kompetenz, auch als Humankompetenz bezeichnet, umfasst *Sozialkompetenz* und *Selbstständigkeit* (BMBF & KMK, 2013a).

<table>
<tr><td colspan="4">Niveauindikator
Anforderungsstruktur
➢ Beschreibung anhand von Komplexität, Dynamik und erforderlicher Selbstständigkeit</td></tr>
<tr><td colspan="2">Fachkompetenz</td><td colspan="2">Personale Kompetenz</td></tr>
<tr><td>Wissen</td><td>Fertigkeiten</td><td>Sozialkompetenz</td><td>Selbständigkeit</td></tr>
<tr><td>Tiefe und Breite</td><td>Instrumentale und systemische Fertigkeiten, Beurteilungsfähigkeit</td><td>Team-/Führungsfähigkeit, Mitgestaltung und Kommunikation</td><td>Eigenständigkeit, Verantwortung, Reflexivität und Lernkompetenz</td></tr>
</table>

Tabelle 2: Darstellung der Struktur einer DQR-Niveaustufe in Anlehnung an BMBF (2013a)

Die Niveaustufen des DQR bauen jeweils aufeinander auf und schließen die vorangegangenen Kompetenzen stets mit ein. Jede Niveaustufe erfordert tieferes und breiteres Wissen, höhere instrumentelle und systemische Fertigkeiten sowie Beurteilungsfähigkeit, höhere Team-/Führungsfähigkeit, mehr Mitgestaltung und Kommunikation sowie mehr Eigenständigkeit beziehungsweise Verantwortung, Reflexivität und Lernkompetenz (ebd.).

Im Gegensatz zum EQR setzt der DQR somit Wissen und Fertigkeiten in den Kontext zur persönlichen Entwicklung des Lernenden. So soll eine ganzheitliche Betrachtungsweise von Kompetenz ausgedrückt werden (BMBF & KMK, 2013b).

Die MT-Berufe sind aktuell mit ihrer dreijährigen Berufsausbildung auf Niveaustufe 4 des DQR eingeordnet.

Literaturverzeichnis

Bundesministeriums für Bildung und Forschung [BMBF] & Kultusministerkonferenz [KMK] (2013a). Handbuch zum Deutschen Qualifikationsrahmen. Struktur - Zuordnungen - Verfahren - Zuständigkeiten. Bund-Länder-Koordinierungsstelle für den Deutschen Qualifikationsrahmen für lebenslanges Lernen. Abgerufen am 04. November 2022 von https://www.kmk.org/fileadmin/pdf/PresseUndAktuelles/2013/131202_DQR-Handbuch__M3_.pdf

Bundesministeriums für Bildung und Forschung [BMBF] & Kultusministerkonferenz [KMK] (2013b). *Deutscher EQR-Referenzierungsbericht*. Abgerufen am 04. November 2022 von https://www.cedefop.europa.eu/en/projects/european-qualifications-framework-eqf

European Centre for the Development of Vocational Training [Cedefop] (o.D.). *European qualifications framework (EQF).* European qualifications framework (EQF) | CEDFOP. Abgerufen am 04. November 2022 von https://www.cedefop.europa.eu/en/projects/european-qualifications-framework-eqf#group-downloads

European Union (o.D.). *Europäischer Qualifikationsrahmen.* Europäischer Qualifikationsrahmen (EQR) | Europass. Abgerufen am 04. November 2022 von https://europa.eu/europass/de/european-qualifications-framework-eqf

European Union Parliament & Council (2008). Recommendation of the European Parliament and of the Council of 23 April 2008 on the establishment of the European Qualifications Framework for lifelong learning (Text with EEA relevance). In *EUR-Lex* (Nr. C111-1). Abgerufen am 04. November 2022 von https://eur-lex.europa.eu/legal-content/DE/ALL/?uri=celex%3A32008H0506%2801%29

Kultusministerkonferenz der Länder [KMK] (o.D.). *Europäischer Qualifikationsrahmen/Deutscher Qualifikationsrahmen. EQR*. EQR / DQR. Abgerufen am 04. November 2022 von https://www.kmk.org/de/themen/internationales/eqr-dqr.html

Ministry of Science, Technology and Innovation (2005). *A Framework for Qualifications of The European Higher Education Area: Bologna Working Group on Qualifications Frameworks.* Abgerufen am 04. November 2022 von http://ehea.info/media.ehea.info/file/WG_Frameworks_qualification/71/0/050218_QF_EHEA_580710.pdf

Das Projekt „MTA-Zukunft“

Aus den eigenen Reihen der MTA zeitgemäße Kompetenzen formulieren - dieses Ziel ist schon im Jahr 2015 vom Berufsverband DVTA e.V. intern formuliert worden. Angetrieben durch die dringende Forderung nach einer neuen zeitgemäßen, kompetenzorientierten Ausbildungs- und Prüfungsverordnung sowie einer Novellierung des MTA-Gesetzes wurde diese Idee weiterverfolgt. Über die Verbandszeitschrift „MTA Dialog“ waren die Mitglieder aufgerufen, die Entwicklung eines neuen Ordnungsmittels mitzugestalten (DÄV, 2016). Daraufhin wurde eine Expertenrunde gegründet. Im September 2016 fand das erste Treffen der neu gegründeten Projektgruppe „MTA-Zukunft“ statt.

Ziel war es, Kompetenzen der vier MT-Berufe zu definieren, die anschließend in das neue Ordnungsmittel aufgenommen werden sollten.

Projektablauf

Gleich zu Beginn des Arbeitsprozesses zeigte sich, dass Handlungsfelder und Kompetenzen im Sinne des DQR (siehe Kapitel *DQR*) nicht formuliert werden können, ohne vorab eine fundierte Berufsfeldanalyse der vier MT-Berufe durchzuführen. Daher werden als erster Schritt die verschiedenen Aufgaben und Tätigkeiten von MT ermittelt.

Aufgaben und Tätigkeiten erfassen

Die Berufsfeldanalyse wird anhand von strukturierten Interviews mit Angehörigen aus den Berufsgruppen durchgeführt. Für den Fachbereich Funktionsdiagnostik erstellt die Projektgruppe hierfür Fragebögen. Für den Fachbereich der Laboratoriumsanalytik werden zunächst die Ergebnisse aus der Veröffentlichung „Berufsprofil für das Handlungsfeld der Biomedizinischen Analytik“ (Hinze et al., 2014) herangezogen und durch weitere Interviews ergänzt. Für den Fachbereich Radiologie liegen Ergebnisse zu Aufgaben und Tätigkeiten aus einer Masterarbeit vor (Frings, 2016). Diese sind vor allem für die Bereiche Nuklearmedizin und Strahlentherapie durch Interviews ergänzt.

Handlungsfelder bilden

Die Sammlung der so dokumentierten Aufgaben und Tätigkeiten wird in thematische Cluster gruppiert und Handlungsfeldern (HF) zugeordnet. Als Vorlage der Handlungsfelder dienen zunächst fünf Handlungsfelder aus der Publikation „Berufsprofil für das Handlungsfeld der Biomedizinischen Analytik" (Hinze et al., 2014):

- Arbeitsorganisation, Qualitäts- und Prozessmanagement
- Betriebsmittel, Instandhaltung, Strahlenschutz und Hygienemanagement
- Informations- und Wissensmanagement
- Präanalytik
- Analytik
- Postanalytik

Diese Handlungsfelder für den Bereich Laboratoriumsanalytik werden im weiteren Prozess an die Berufe MTR und MTF angepasst und kontinuierlich modifiziert.

Niveaustufen ermitteln

In einem weiteren Schritt werden die ermittelten Aufgaben und Tätigkeiten unterschiedlichen Niveaustufen zugeordnet. Als Vorlage dient die Matrix des Deutschen Qualifikationsrahmens (siehe Kapitel *DQR*). Seine Beschreibungen der Niveaustufen werden herangezogen, um die Niveaustufen der erfassten Aufgaben und Tätigkeiten zu bestimmen.

Da es sich bei den MT-Berufen um dreijährige schulische Ausbildungen an Schulen des Gesundheitswesens beziehungsweise Berufsfachschulen handelt, ist zu erwarten, dass die Aufgaben und Tätigkeiten überwiegend der Qualifikationsstufe 4 zugeordnet werden. Die DQR-Stufe 3 wird zur Abgrenzung mit aufgenommen, da auch Aufgaben und Tätigkeiten der niedrigeren Niveaustufe 3 aufgezeigt werden müssen, wenn der diagnostischen Gesamtprozesses abgebildet werden soll.

Da MT bereits heute Aufgaben und Tätigkeiten übernehmen, die der DQR-Stufe 5 entsprechen, werden diese ebenfalls in die Betrachtung mit aufgenommen. Zudem ist sichtbar geworden, dass MT zum Teil auf DQR-Stufen 6 und 7 tätig sind. Diese beiden Stufen sind daher ebenfalls berücksichtigt. Dies gibt der Projektgruppe die Chance, eine mögliche hochschulische Ausbildung der MT-Berufe mit Aufgaben, Tätigkeiten sowie weiterführend auch Kompetenzen auf DQR-Stufe 6 und 7 aufzuzeigen.

Die höchste DQR-Stufe 8, welche die Promotion vorsieht, bleibt aufgrund der aktuell fehlenden akademischen Ausbildung in diesem Projekt unberücksichtigt.

Kompetenzen formulieren

Im Anschluss sind die ermittelten Aufgaben und Tätigkeiten der Handlungsfelder in Kompetenzbeschreibungen überführt worden. Ziel ist es, die Kompetenzen auf verschiedenen Niveaustufen zu formulieren, daher sind zur Orientierung wiederum die Beschreibungen der DQR-Stufen herangezogen worden (siehe Kapitel *DQR*). Dabei wird auf die graduellen Abstufungen zwischen den Qualifikationsstufen 3 bis 7 Wert gelegt.

Die Kompetenzen sind bewusst auf der Makroebene formuliert, damit sie langfristig den technischen, klinischen, pharmakologischen oder auch sozialen Entwicklungen gerecht werden können. Um einen Bezug zu den praktischen Tätigkeiten herzustellen, sind zu jeder Kompetenz die dazugehörigen Aufgaben und Tätigkeiten aufgeführt. Als „Indikatoren" repräsentieren sie exemplarisch das aktuelle Handlungsspektrum der drei Berufsbilder.

Kompetenzen ergänzen

Die Ausbildungs- und Prüfungsverordnung für Medizinisch-technische Berufe Österreichs (FH MTD AV, 2006) wird zum Vergleich mit unseren erhobenen Kompetenzen herangezogen, denn das österreichische Ordnungsmittel weist für alle Gesundheitsfachberufe bereits Kompetenzen auf. Die Kompetenzen der Radiologietechnologen und Radiologietechnologinnen sowie die der Biomedizinischen Analytikerinnen und Biomedizinischen Analytiker werden betrachtet, da sie fachlich den Berufen MTL und MTR entsprechen. Allerdings werden in Österreich die Berufe seit 2006 an

Fachhochschulen und somit auf Level 6 des Europäischen Qualifikationsrahmens ausgebildet. Die österreichischen Kompetenzen werden auf ihre Relevanz für die deutschen MT-Berufe überprüft. Einzelne Kompetenzen, besonders jene aus den Bereichen *„Sozialkommunikative Kompetenzen und Sozialkompetenzen“* (FH MTD AV, 2006) sowie jene der *„Wissenschaftlichen Kompetenzen“* (ebd.) werden übernommen.

Plausibilität der Eingruppierung in die Niveaustufen überprüfen

Im Folgenden wird überprüft, ob die Kompetenzen der richtigen Niveaustufe zugeordnet wurden. Hierfür wird die Bloom'sche Lernzieltaxonomie für den kognitiven Bereich herangezogen (Bloom et al., 1956).

Die Lernzieltaxonomie nach Bloom (kognitiver Bereich) besteht aus sechs Stufen, die aufeinander aufbauen:

1. Wissen
2. Verständnis
3. Anwendung
4. Analyse
5. Synthese
6. Beurteilung

Jeder Stufe sind typische Verben zugeordnet, die die jeweilige Stufe repräsentieren, zum Beispiel:

1. wiedergeben (Wissen)
2. erklären (Verständnis)
3. ausführen (Anwenden)
4. vergleichen (Analyse)
5. planen (Synthese)
6. beurteilen (Beurteilung)

Bei der Überprüfung wird festgelegt, dass die DQR-Stufe 2 der Stufe 1 der Lernzieltaxonomie entspricht.

1. wiedergeben (Wissen) → entspricht DQR-Stufe 2
2. erklären (Verständnis) → entspricht DQR-Stufe 3
3. ausführen (Anwenden) → entspricht DQR-Stufe 4

4. vergleichen (Analyse) → entspricht DQR-Stufe 5
5. planen (Synthese) → entspricht DQR-Stufe 6
6. beurteilen (Beurteilung) → entspricht DQR-Stufe 7

DQR-Stufe	Stufe der Taxonomie nach Bloom		Typische Verben der Taxonomie (Beispiele)	Vergleich mit Verben der Kompetenzen (Beispiele)
2	1	Wissen	wiedergeben	dokumentieren
3	2	Verständnis	erklären	umsetzen
4	3	Anwendung	ausführen	bearbeiten
5	4	Analyse	vergleichen	auswerten
6	5	Synthese	planen	entwickeln
7	6	Beurteilung	beurteilen	verantworten

Tabelle 3: Tabellarische Darstellung der Zuordnung der Taxonomie zum DQR

Ergebnisse als Matrix darstellen

Die formulierten Kompetenzen mit ihren jeweiligen Indikatoren – eingruppiert in die Niveaustufen 3 bis 7 und gleichzeitig eingruppiert in die acht Handlungsfelder – sind in einer umfassenden Matrix zusammengestellt.

Zwischenergebnis und Feedback

Im November 2019 wurde das Zwischenergebnis auf der Veranstaltung des Berufsverbandes „9. Treffen Leitender und Lehrender (TLL)“ in Fulda präsentiert und diskutiert. Als Ergebnis wurde das Referenzpapier des europäischen Zusammenschlusses der

Radiographer[3] „European Federation of Radiographers Societies (EFRS)“ (EFRS, 2018), das Kompetenzen auf Level 6 des Europäischen Qualifikationsrahmens für Radiographer beschreibt, herangezogen. Einzelne nicht fachspezifische Kompetenzen des Papiers wurden an die MT-Berufsfelder adaptiert und in die Matrix aufgenommen.

Darüber hinaus hat die Matrix während ihrer Entwicklung regelmäßiges Feedback von MT aller Fachbereiche erfahren. Abschließend ist sie Fachleuten aus der Praxis und der Ausbildung sowie Experten aus dem berufspolitischen Umfeld zur Validierung vorgelegt worden. Das Feedback hatte keine wesentliche Änderung der Matrix zur Folge.

Literaturverzeichnis

Bloom, B., Englehart, M., Furst, E., Hill, W. & Krathwohl, D. (1956). *Taxonomy of educational objectives. The classification of Educational Goals. Handbook 1 Cognitive Domain.* Longmans, Green.

Deutscher Ärzteverlag (DÄV) (2016). Zukunft MTA. Ausschreibung - Projektankündigung. *MTA Dialog, 17. Jahrgang.*

European Federation of Radiographer Societies [EFRS] (2018). *European Qualifications Framework (EQF): Level 6 Benchmarking Document: Radiographers* (S. Huber, Übers.; 2. Ausgabe 2018). Abgerufen am 4. Mai 2021 von https://dvta.de/sites/default/files/EQF%20EFRS%20Level%206%20German%20version_Second%20edition%202018_0.pdf

FH-MTD-AV (Verordnung der Bundesministerin für Gesundheit und Frauen über Fachhochschul-Bakkalaureatsstudiengänge für die Ausbildung in den gehobenen medizinisch-technischen Diensten (FH-MTD-Ausbildungsverordnung - FH-MTD-AV): BGBl. II Nr. 2/2006.

Frings, I. (2016). *Kompetenzprofil von Radiologietechnologinnen und Radiologietechnologen heute und morgen in den DACH-Ländern* [Masterarbeit]. Fachhochschule Campus Wien.

Hinze, M., Kachler, M., Maschek, C., Nickel, S. & Nordheim, M. (2014). *Berufsprofil zum Handlungsfeld der Biomedizinischen Analytik.* DVTA e.V.

[3] Radiographer ist die in Europa gültige Bezeichnung für MTR mit Hochschulabschluss.

Ergebnisse unseres Projekts

Als Ergebnis der Projektgruppe ist die Matrix „MT-Kompetenzen, strukturiert nach DQR" entstanden.

Aufbau der Matrix

Die Matrix „MT-Kompetenzen, strukturiert nach DQR" zeigt die erarbeiteten Kompetenzen der vier MTA-Berufe auf. Die Kompetenzen der MT-Berufe und ihre Indikatoren sind in acht Handlungsfelder (H1 bis H8) als Spalten und in DQR-Stufen 3 bis 7 als Zeilen der Matrix einsortiert.

Die acht Handlungsfelder sind:

- H1 Arbeitsorganisation, Qualitäts- und Prozessmanagement
- H2 Technisches Gerätemanagement und Umgang mit Betriebsmitteln
- H3 Informations- und Wissensmanagement
- H4 Präanalytik/Vordiagnostik/Behandlungsvorbereitung
- H5 Analytik/Diagnostik/Untersuchungen/Behandlungen
- H6 Postanalytik/Nachbearbeitung/Berichterstattung
- H7 Personalkompetenz und Kommunikation
- H8 Sicherheits- und Risikomanagement

Die Indikatoren, die die berufstypischen Aufgaben und Tätigkeiten exemplarisch repräsentieren, schließen sich an die Kompetenzen der jeweiligen DQR-Stufe an. Den Kompetenzen sowie den dazugehörigen Indikatoren sind Ziffern zugeordnet. Diese bilden innerhalb der Handlungsfelder thematische Untergruppen ab.

Die Kompetenzen der DQR-Niveaustufen bauen aufeinander auf, das heißt, die höhere Kompetenz schließt die niedrigere stets mit ein. So lässt sich erkennen, welches Qualifikationsniveau für welche Tätigkeiten und für welche Verantwortungsübernahme notwendig ist. Das Spektrum der Matrix reicht von einfachen Tätigkeiten auf DQR 3 bis hin zum Qualifikationsniveaus eines Masterabschlusses (DQR 7).

Beschreibung der Handlungsfelder 1 bis 8 (H1 bis H8)

H1 Arbeitsorganisation, Qualitäts- und Prozessmanagement

Im Handlungsfeld 1 sind die nicht berufsspezifischen Kompetenzen aufgeführt. Auch wenn diese nicht methodisch-fachlich ausgerichtet sind, sind sie dennoch für den Arbeitsprozess notwendig.

H2 Technisches Gerätemanagement und Umgang mit Betriebsmitteln

Dieses Handlungsfeld repräsentiert originäre Kompetenzen der MT-Berufe. Ohne technisches Gerätemanagement können die diagnostisch-analytischen und strahlentherapeutischen Prozesse nicht fach- und sachgerecht ausgeführt werden. Die vier eigenständigen Berufe benötigen zur Durchführung der typischen Aufgaben und Tätigkeiten dieselben Kompetenzen.

H3 Informations- und Wissensmanagement

Wissen, im Sinne von neu erworbenem Wissen (etwa als Ergebnisse von Fort- oder Weiterbildungen), oder von bereits bestehendem Wissen sowie von selbstständiger Wissensaneignung, ist in diesem Handlungsfeld abgebildet.

Die Kompetenzen der Handlungsfelder H4, H5 und H6 bilden den wesentlichen Kern der MT-Berufe ab. Hier werden die zentralen diagnostisch-analytischen und strahlentherapeutischen Prozesse dargestellt.

H4 Präanalytik/Vordiagnostik/Behandlungsvorbereitung

Analysen, Untersuchungen und Behandlungen bedürfen einer Vorbereitung; sei es die Untersuchungsumgebung, die Hilfsmittel und das Zubehör, das spezifische Material wie Reagenzien, Sterilgut oder Radioaktivität sowie die benötigten Untersuchungsdaten und Dokumente. Die zur Erfüllung dieser Aufgaben notwendigen Kompetenzen sind im Handlungsfeld H4 aufgeführt.

H5 Analytik/Diagnostik/Untersuchungen/Behandlungen

Im Handlungsfeld 5 unterscheiden sich die Kompetenzen der drei humanmedizinischen Berufe elementar. Daher werden hier die Kompetenzen für jeden Beruf separat aufgezeigt.

H6 Postanalytik/Nachbearbeitung/Berichterstattung

In diesem Handlungsfeld, in dem die Themen Entsorgung und Aufbereitung von Material sowie das Auswerten und Beurteilen abgebildet sind, lassen sich die vier Berufe wiederum in gemeinsamen Bereichen darstellen.

H7 Personalkompetenz und Kommunikation

Dieses Handlungsfeld enthält grundlegende Kompetenzen im Bereich der Kommunikation. Es beschreibt auch berufsethische Anforderungen an die Berufsgruppen.

H8 Sicherheits- und Risikomanagement

In diesem Handlungsfeld werden die Kompetenzen für den Umgang mit potenziell infektiösen Patientinnen und Patienten oder infektiösen Untersuchungsproben sowie für den Umgang mit ionisierender Strahlung beschrieben. Patientensicherheit spielt im berufspraktischen Alltag eine bedeutende Rolle und MT in ihrer Rolle als Schnittstelle zwischen Mensch und Technik sind hier besonders gefordert. Daher sind diese speziellen Kompetenzen in einem eigenen Handlungsfeld abgebildet.

Die Matrix

Die Matrix stellt die Übersicht der erarbeiteten Kompetenzen dar. Sie unterliegt einer inhaltlichen wie auch einer niveaustufen-orientierten Strukturierung. Die Matrix umfasst die bereits vorweg beschriebenen acht Handlungsfelder, in welchen die Kompetenzen zur Berufsausübung verschiedener Niveaustufen eingruppiert sind. Die acht Handlungsfelder bilden die Spaltenüberschriften in den ersten beiden Zeilen der Matrix. Durch die dritte Zeile werden die Inhalte in die verschiedenen Berufe eingeteilt. Am linken Rand der Matrix befindet sich die Unterteilung in die Niveaustufen 3 bis 7. Diese sind dem Deutschen Qualifikationsrahmen (DQR) entlehnt. Die Kompetenzen sind den Anforderungen der jeweiligen DQR-Stufen entsprechend angepasst. Unterhalb jeder Niveaustufe sind jeweils zugehörige Indikatoren angelegt. Die Indikatoren repräsentieren exemplarisch berufstypische Aufgaben und Tätigkeiten. Die Kompetenzen sowie deren zugehörige Indikatoren sind fortlaufend nummeriert. So bilden sie innerhalb der Handlungsfelder thematische Untergruppen ab. Eine Ziffer ist dabei immer nur einer Kompetenz pro Handlungsfeld zugeordnet. Befindet sich hinter der Ziffer ein Strich, liegt für diese Untergruppe keine Kompetenz passend zur Niveaustufe vor. Die Nummerierung der Kompetenzen erfolgt aufsteigend; neue Zahlen erscheinen erst, sobald eine Kompetenz dazukommt, welche diese Erweiterung erfordert.

- ➢ Eine Spalte der Matrix umfasst Kompetenzen eines Handlungsfeldes über alle Niveaustufen.
- ➢ Eine Zeile der Matrix umfasst Kompetenzen einer Niveaustufe über alle Handlungsfelder.

Aufgrund des Umfangs und der Größe der Matrix haben sich die Autorinnen entschieden, zur besseren Lesbarkeit die Matrix im Folgenden als Auflistung darzustellen.

H1 Arbeitsorganisation, Qualitäts- und Prozessmanagement

Abgebildete Bereiche:

(1) Umgang mit Daten und Datensystemen bis zur Biostatistik.
(2) Umgang mit Datenfehlern bis zur Evaluation von Daten.
(3) Umsetzung bis Verantwortung von Prozessen.
(4) Organisation des eigenen Arbeitsbereiches bis zum Management.

DQR 3

> *„Über Kompetenzen zur selbständigen Erfüllung fachlicher Anforderungen in einem noch überschaubaren und zum Teil offen strukturierten Lernbereich oder beruflichen Tätigkeitsfeld verfügen"* (BMBF, 2013).

Der Qualifizierte nach DQR 3 ist in der Lage auf Anweisung ...

(1) Daten zu erfassen und in vorgegebene Systeme einzupflegen.
(2) Datenfehler nach vorgegebenen Maßstäben zu erkennen und an Verantwortliche weiterzuleiten.
(3) Vorgegebene Leistungsprozesse entsprechend dem Qualitätsmanagement durchzuführen.
(4) Standardisierte Arbeitsabläufe im eigenen Arbeitsbereich zu planen und zu organisieren.

Indikatoren:

(1) Daten für standardisierte Prozesse planen, erfassen, organisieren, dokumentieren, speichern, aufbereiten, weiterleiten, aktualisieren, archivieren.
(2) Reklamationen und Störungen registrieren, dokumentieren, weiterleiten und kommunizieren, entsprechende Maßnahmen durchführen und dokumentieren.
(3) Nach SOP[4]/Arbeitsanweisungen verfahren, an Audits (etwa zur Zertifizierung/Akkreditierung) teilnehmen und adäquat agieren.
(4) Den eigenen Tagesablauf (mit-)strukturieren, Patienten terminieren, gegebenenfalls Rücksprachen halten, Überblick verschaffen, To-do-Listen anlegen und abarbeiten.

DQR 4

> *„Über Kompetenzen zur selbständigen Planung und Bearbeitung fachlicher Aufgabenstellungen in einem umfassenden, sich verändernden Lernbereich oder beruflichen Tätigkeitsfeld verfügen"* (BMBF, 2013).

Der Qualifizierte nach DQR 4 ist in der Lage ...

(1) Daten zu überprüfen.

---

4 Standard Operating Procedure.

(2) Datenfehler zu bewerten.
(3) Vorgegebene Leistungsprozesse entsprechend dem Qualitätsmanagement situationsgerecht anzupassen.
(4) Untersuchungen/Analysen/Behandlungen nach klinischen Kriterien für den eigenen Arbeitsbereich zu planen und zu organisieren.

Indikatoren:

(1) Daten auf Vollständigkeit, Korrektheit und Aktualität prüfen; Abrechnungsziffern der erbrachten Leistung zuordnen und erfassen.
(2) Störungsursachen analysieren und entsprechende Maßnahmen einleiten, Reklamationen und Fehler nach Vorgaben des etablierten QM-Systems bearbeiten, dokumentieren, standardisiert melden (etwa an vorgesehene Adressaten).
(3) Etwa Arbeitsanweisungen begründet fallbezogen und situationsgerecht anpassen.
(4) Vorrangigkeit von Notfallproben/Notfällen erkennen und entsprechend priorisieren, Untersuchungsreihenfolgen der Patienten festlegen: etwa Gliederung nach Fragestellungen und vorhandenen Ressourcen sowie betrieblichen Vorgaben; Strahlentherapie: individuelle Terminplanungen zur Sicherstellung des Bestrahlungsplanes durchführen.

DQR 5

„Über Kompetenzen zur selbständigen Planung und Bearbeitung umfassender fachlicher Aufgabenstellungen in einem komplexen, spezialisierten, sich verändernden Lernbereich oder beruflichen Tätigkeitsfeld verfügen" (BMBF, 2013).

Der Qualifizierte nach DQR 5 ist in der Lage ...

(1) Daten auszuwerten sowie Datensysteme zu pflegen und zu überwachen.
(2) Datenfehler zu korrigieren, Maßnahmen abzuleiten.
(3) Qualitäts- und Prozessmanagement zu adaptieren.
(4) Abteilungsinterne Abläufe zu steuern.

Indikatoren:

(1) Statistiken erstellen, Auffälligkeiten überprüfen, Softwaresysteme administrieren.
(2) Maßnahmen zur Behebung von Reklamationen implementieren, deren Wirksamkeit überprüfen und in festgelegten Zeitintervallen auswerten.
(3) Prozessqualität sicherstellen und überwachen, aus-, bewerten; Dokumente/Messergebnisse für ärztliche Stelle vorbereiten/zusammentragen; Auswahl sichten, prüfen und prophylaktische Maßnahmen ableiten, Dokumente lenken, Arbeitsanweisungen für Standardverfahren erstellen, dokumentieren, prüfen und aktualisieren, Leistungen benchmarken, Befund-/Protokollvordruck entwerfen (etwa Formatierung, Methodik/Prüfmaterial, Referenzwerte, Kommentare).
(4) Arbeitsabläufe im interprofessionellen Team organisieren und strukturieren, Übersicht über die abteilungsinternen Abläufe behalten.

DQR 6

„Über Kompetenzen zur Planung, Bearbeitung und Auswertung von umfassenden fachlichen Aufgaben- und Problemstellungen sowie zur eigenverantwortlichen Steuerung von Prozessen in Teilbereichen eines wissenschaftlichen Faches oder in einem beruflichen Tätigkeitsfeld verfügen. Die Anforderungsstruktur ist durch Komplexität und häufige Veränderungen gekennzeichnet" (BMBF, 2013).

Der Qualifizierte nach DQR 6 ist in der Lage ...

(1) Neue Datenmanagementsysteme einzuführen.
(2) Strukturierte Daten auszuwerten.
(3) Qualitäts- und Prozessmanagement bereichsintern mittels organisatorischer und betriebswirtschaftlicher Prinzipien zu entwickeln, zu gestalten und umzusetzen (auch bei freiberuflicher Tätigkeit).
(4) -

Indikatoren:

(1) Bei der Implementierung von Soft- und Hardware mitwirken (etwa Schnittstellen beschreiben).

(2) Gehobenes Datenmanagement: strukturierte Daten verarbeiten, quantitative Analysen durchführen (etwa Statistiken erstellen) und im geforderten Kontext auswerten und einordnen (qualitative Auswertung), strukturierte Daten aus verschiedenen Fachbereichen zusammenführen.

(3) Ausfallkonzepte erstellen (etwa in Notfall- oder Katastrophensituationen selbstständig und unverzüglich über Änderungen des Dienstplans entscheiden (etwa bei Massenkarambolage, Totalausfall des LIS/KIS), betriebswirtschaftliche Prozesse steuern.

(4) -

DQR 7

> *„Über Kompetenzen zur Bearbeitung von neuen komplexen Aufgaben- und Problemstellungen sowie zur eigenverantwortlichen Steuerung von Prozessen in einem wissenschaftlichen Fach oder in einem strategieorientierten beruflichen Tätigkeitsfeld verfügen. Die Anforderungsstruktur ist durch häufige und unvorhersehbare Veränderungen gekennzeichnet"* (BMBF, 2013).

Der Qualifizierte nach DQR 7 ist in der Lage ...

(1) bis (2) Biostatistiken zu erstellen.

(3) Planung und Organisation des abteilungsinternen Qualitätsmanagements, Prozessmanagements, Personalmanagements und Kostenmanagements inter- und transdisziplinär zu verantworten.

(4) Neue Leistungsprozesse unter wirtschaftlichen, gesellschaftlichen und kulturellen Gesichtspunkten zu vertreten.

Indikatoren:

(1) bis (2) An biostatistischen Versuchsplanungen und Forschung mitwirken (siehe H3 DQR 7), etwa seltene Erkrankungen monitoren.

(3) Verantwortlichkeiten zur Befundübermittlung bestimmen, im Rahmen eines havarie-bedingten Notfallplans unverzüglich mit den verschiedenen Einsendern/Anforderungsstellen über die Priorisierung der

Diagnostik/Therapie kommunizieren, Personal-/Kostenmanagement.

(4) Kosten-Nutzen-Analyse, Bedarfserhebung, Rahmenbedingungen beachten.

H2 Technisches Gerätemanagement und Umgang mit Betriebsmitteln

Abgebildete Bereiche:

(1) *Durchführung technischer Überprüfungen und Kalibrierungen bis zur Entwicklung von Prüfkonzepten.*

(2) *Erkennen von Abweichungen bis zur Verantwortung des technischen Gerätemanagements.*

(3) *Umgang mit medizinischen Betriebsmitteln bis zur Verantwortung der Kostenstellen.*

DQR 3

> *„Über Kompetenzen zur selbständigen Erfüllung fachlicher Anforderungen in einem noch überschaubaren und zum Teil offen strukturierten Lernbereich oder beruflichen Tätigkeitsfeld verfügen"* (BMBF, 2013).

Der Qualifizierte nach DQR 3 ist in der Lage ...

(1) Gerätekalibrationen sowie einfache standardisierte Wartungs- und Prüfverfahren nach Vorschrift durchzuführen.

(2) Abweichungen in (1) zu erkennen und an zuständige Adressaten zu kommunizieren.

(3) Ge-/Verbrauchsmaterialien sachgerecht zu lagern und nach Vorgaben zu pflegen / zu verwalten.

Indikatoren:

(1) Einfache Kalibrierungen durchführen und dokumentieren. Wartungs- und Prüfverfahren (etwa einfache Konstanzprüfungen, Temperaturkontrollen, einfache Gerätechecks) durchführen und dokumentieren, Prüfsiegel auf Aktualität überprüfen.

(2) Abweichung melden: etwa L: von Brutschranktemperaturen; R: von einfachen Konstanzprüfungen

(Bildwiedergabesysteme); F: bei der Kabinenhalbwertszeit beim Kalibrieren des Bodyplethysmographen oder den Kopfhörerwerten bei der Audiometrie.

(3) Chargenlaufzeiten und Verfallsdaten beachten, Verbrauchsbestände kontrollieren und melden.

DQR 4

„Über Kompetenzen zur selbständigen Planung und Bearbeitung fachlicher Aufgabenstellungen in einem umfassenden, sich verändernden Lernbereich oder beruflichen Tätigkeitsfeld verfügen" (BMBF, 2013).

Der Qualifizierte nach DQR 4 ist in der Lage ...

(1) Komplexe standardisierte Wartungs- und Prüfverfahren nach Vorschrift durchzuführen.

(2) Prüf-/Kalibrationsergebnisse zu interpretieren, gegebenenfalls Unregelmäßigkeiten und Fehler zu beheben und zu adressieren.

(3) Bestand an Ge-/Verbrauchsmaterialien wirtschaftlich zu verwalten.

Indikatoren:

(1) Komplexe Konstanzprüfungen, komplexe Geräte-checks durchführen und dokumentieren, Kontrolle in Absprache mit Medizinphysikexperte durchführen.

(2) Fehler nach Vorschrift beheben, gegebenenfalls autorisierte Reparaturen durchführen und dokumentieren, Störmeldungen dokumentieren, zuständige Adressaten informieren.

(3) Ge-/Verbrauchsmaterialien bedarfsgerecht bestellen.

DQR 5

„Über Kompetenzen zur selbständigen Planung und Bearbeitung umfassender fachlicher Aufgabenstellungen in einem komplexen, spezialisierten, sich verändernden Lernbereich oder beruflichen Tätigkeitsfeld verfügen" (BMBF, 2013).

Der Qualifizierte nach DQR 5 ist in der Lage ...

(1) Ablaufpläne für Wartungs- und Prüfverfahren sowie Anwendereinweisungen zu entwickeln und deren Umsetzungen zu monitoren.
(2) Maßnahmen bei auffälligen Prüf-/Kalibrationsergebnissen bzw. nicht behebbaren Fehlern festzulegen und gegebenenfalls umzusetzen.
(3) Fachexpertise bei Neuanschaffungen einzubringen.

Indikatoren:

(1) Tätigkeit als Gerätebeauftragter wahrnehmen: etwa Geräteübersicht wahren, Pflege personalisierter Gerätepässe überwachen, Checklisten erstellen; Einweisung in Medizinprodukte durchführen und monitoren.
(2) Ergebnisse interpretieren, gegebenenfalls Geräte stilllegen, interprofessionell kommunizieren.
(3) Bedarf ermitteln; Angebote einholen, vergleichen und weiterleiten.

DQR 6

„Über Kompetenzen zur Planung, Bearbeitung und Auswertung von umfassenden fachlichen Aufgaben- und Problemstellungen sowie zur eigenverantwortlichen Steuerung von Prozessen in Teilbereichen eines wissenschaftlichen Faches oder in einem beruflichen Tätigkeitsfeld verfügen. Die Anforderungsstruktur ist durch Komplexität und häufige Veränderungen gekennzeichnet" (BMBF, 2013).

Der Qualifizierte nach DQR 6 ist in der Lage ...

(1) Konzepte zum technischen Gerätemanagement zu adaptieren, zu entwickeln und autorisierte Konzepte zu implementieren sowie Prüfverfahren von High-End-Geräten durchzuführen.
(2) -
(3) Angebote für Neuanschaffungen einzuholen und interprofessionell zu bearbeiten.

Indikatoren:

(1) Zur Konzepterstellung notwendige Informationen einholen, aktuelle Grundlagen evidenzbasiert recherchieren,

aktuelle Gesetzgebung beachten, autorisierte Konzepte implementieren, Umsetzung überprüfen; Konstanzprüfungen in der Strahlentherapie und Nuklearmedizin durchführen.

(2) -

(3) Beschaffungsverhandlungen führen (Gebrauchs- und Verbrauchsmaterialien, Investitionsgüter), Probestellungen von Geräten/Testläufe organisieren.

DQR 7

„Über Kompetenzen zur Bearbeitung von neuen komplexen Aufgaben- und Problemstellungen sowie zur eigenverantwortlichen Steuerung von Prozessen in einem wissenschaftlichen Fach oder in einem strategieorientierten beruflichen Tätigkeitsfeld verfügen. Die Anforderungsstruktur ist durch häufige und unvorhersehbare Veränderungen gekennzeichnet" (BMBF, 2013).

Der Qualifizierte nach DQR 7 ist in der Lage ...

(1) (Neue) Konzepte zum technischen Gerätemanagement unter wirtschaftlichen, gesellschaftlichen und kulturellen Gesichtspunkten zu vertreten.

(2) Planung und Organisation des technischen Gerätemanagements sowie der Betriebsmittel inter- und transdisziplinär zu verantworten.

(3) Budget und Kostenstellen zu verantworten.

Indikatoren:

(1) Neue und bestehende Konzepte interprofessionell überprüfen, überarbeiten und interdisziplinär diskutieren, Konzepte autorisieren.

(2) Technische Aufgaben des Medizinprodukteverantwortlichen übernehmen.

(3) Entscheidungen über Anschaffungen von Gebrauchs- und Verbrauchsmaterialien treffen, Entscheidung über Investitionsgüter unter Beachtung der Wirtschaftlichkeit verantworten.

H3 Informations- und Wissensmanagement

Abgebildete Bereiche:

(1) *Umsetzen praktischer Anweisungen bis zur Verantwortung von Konzepten zur konkreten Wissensvermittlung.*
(2) *Wahrung professioneller Grenzen der Berufsausübung bis zum Vertreten von Grenzen des Berufsstandes im interprofessionellen Kontext.*
(3) *Weitergabe von Wissen bis zur Verantwortung von Konzepten zur Sicherung von implizitem Wissen, Fort- und Weiterbildung.*
(4) *Arbeiten im wissenschaftlichen Kontext bis zum Vertreten von Studien.*

DQR 3

> *„Über Kompetenzen zur selbständigen Erfüllung fachlicher Anforderungen in einem noch überschaubaren und zum Teil offen strukturierten Lernbereich oder beruflichen Tätigkeitsfeld verfügen"* (BMBF, 2013).

Der Qualifizierte nach DQR 3 ist in der Lage ...

(1) Handlungsanweisungen im Tätigkeitsfeld umzusetzen.
(2) Grenzen der eigenen Qualifikation zu kennen und einzuhalten.

Indikatoren:

(1) Arbeitsanweisungen, SOPs, Gebrauchsanweisungen lesen, verstehen und umsetzen.
(2) Die eigenen Fähigkeiten hinsichtlich fachlicher, organisatorischer, koordinierender sowie administrativer Anforderungen realistisch einschätzen, Auskünfte entsprechend gesetzlichen und berufsethischen Vorgaben erteilen.

DQR 4

> *„Über Kompetenzen zur selbständigen Planung und Bearbeitung fachlicher Aufgabenstellungen in einem umfassenden, sich verändernden Lernbereich oder beruflichen Tätigkeitsfeld verfügen"* (BMBF, 2013).

Der Qualifizierte nach DQR 4 ist in der Lage ...

(1) Praxisnahes Wissen kontinuierlich zu aktualisieren und zu reflektieren.
(2) Grenzen der eigenverantwortlichen Berufsausübung an Dritte zu kommunizieren.
(3) Wissen im eigenen Handlungsfeld weiterzugeben.

Indikatoren:

(1) Den Anforderungen des lebenslangen Lernens und der Fortbildungsverpflichtung unter dem Aspekt einer kontinuierlichen Anpassung an medizinisch-wissenschaftliche Erkenntnisse gerecht werden, das umfasst Lesen von Fachliteratur, regelmäßig Fort- und Weiterbildungsangebote wahrnehmen (etwa durch Kongresse, Messen, Seminare, Workshops), arbeitsplatzbezogene Rechtsvorschriften kennen, Informationstechnologien zur Recherche effizient und sachgerecht zum Wissenserwerb anwenden.
(2) Handlungsmöglichkeiten entsprechend der Rolle festlegen und adressatengerecht kommunizieren, klinische Fragen des Patienten an das ärztliche Personal weitergeben.
(3) Berufsanfänger oder Auszubildende praktisch anleiten, Medien zielorientiert einsetzen.

DQR 5

> *„Über Kompetenzen zur selbständigen Planung und Bearbeitung umfassender fachlicher Aufgabenstellungen in einem komplexen, spezialisierten, sich verändernden Lernbereich oder beruflichen Tätigkeitsfeld verfügen"* (BMBF, 2013).

Der Qualifizierte nach DQR 5 ist in der Lage ...

(1) Neue relevante Informationen/Wissen auf Evidenz zu recherchieren und zu prüfen („reasoning" in Anlehnung an „clinical reasoning").
(2) Gesetzliche und berufsethische Vorgaben zur Berufsausübung abteilungsintern zu implementieren und umzusetzen.

(3) Abteilungsrelevante Fort- und Weiterbildungsbedarfe zu erfassen, zu formulieren und zu organisieren sowie Schulungen durchzuführen.

Indikatoren:

(1) Informationen sammeln, strukturieren, beschaffen und auf Evidenz prüfen (etwa via Intranet, Internet, wissenschaftliche Datenbanken, Fachliteratur), wissenschaftliche Materialsammlungen eigenverantwortlich führen und aktualisieren.
(2) Tätigkeitsfelder definieren, arbeitsplatzbezogene Rechtsvorschriften beschaffen und zuweisen, Handlungsanweisungen auf Basis relevanter Leitlinien erstellen und monitoren.
(3) Fort-/Weiterbildungsmatrix für Mitarbeiter planen und erstellen, Weiterbildungen evaluieren, Schulungs- und Lehrmaterialien zusammenstellen, Präsentationen erstellen und halten (Beispiel: Journal Club).

DQR 6

> *„Über Kompetenzen zur Planung, Bearbeitung und Auswertung von umfassenden fachlichen Aufgaben- und Problemstellungen sowie zur eigenverantwortlichen Steuerung von Prozessen in Teilbereichen eines wissenschaftlichen Faches oder in einem beruflichen Tätigkeitsfeld verfügen. Die Anforderungsstruktur ist durch Komplexität und häufige Veränderungen gekennzeichnet“* (BMBF, 2013)

Der Qualifizierte nach DQR 6 ist in der Lage ...

(1) Evidenzbasiertes Wissen bedarfsgerecht aufzuarbeiten und zu adressieren; Fachexpertise im interprofessionellen Kontext situativ einzubringen und lösungsorientierte Maßnahmen zu entwickeln.
(2) Gesetzliche und berufsethische Grenzen der eigenverantwortlichen Berufsausübung im interprofessionellen Kontext zu vertreten.
(3) Konzepte zur Konservierung von implizitem Wissen zu entwickeln, Fort- und Weiterbildung zu steuern.
(4) Forschungsrelevante Fragestellungen aus dem berufsspezifischen Bereich zu formulieren.

Indikatoren:

(1) Wissenschaftliche Materialsammlung: Kriterien entwickeln, Material katalogisieren, zusammenstellen und eine Sammlung eigenverantwortlich führen und aktualisieren (etwa Literatur, interessante Befunde); Fachartikel nach evidenzbasierten Kriterien erstellen, Patientenschulungen planen, organisieren und durchführen (etwa zu Diabetes-/Quick-Geräten, Telemedizin).
(2) Tätigkeitsfelder interprofessionell definieren, interprofessionelle Rechtsvorschriften miteinbeziehen.
(3) Werkzeug zur Wissenserhaltung auswählen und implementieren, Rahmenbedingungen zur Umsetzung von Fort- und Weiterbildungsbedarf schaffen.
(4) Fragestellungen formulieren, Berufsalltag kritisch reflektieren und hinterfragen, Routinemethoden hinterfragen.

DQR 7

> *„Über Kompetenzen zur Bearbeitung von neuen komplexen Aufgaben- und Problemstellungen sowie zur eigenverantwortlichen Steuerung von Prozessen in einem wissenschaftlichen Fach oder in einem strategieorientierten beruflichen Tätigkeitsfeld verfügen. Die Anforderungsstruktur ist durch häufige und unvorhersehbare Veränderungen gekennzeichnet"* (BMBF, 2013).

Der Qualifizierte nach DQR 7 ist in der Lage ...

(1) bis (2) Neue Verfahren zum Wissenstransfer und Bildungskonzepte unter wirtschaftlichen, gesellschaftlichen und kulturellen Gesichtspunkten zu implementieren und zu vertreten.
(3) Konzepte zur Konservierung von implizitem Wissen, Fort- und Weiterbildung zu verantworten.
(4) Studien zu planen und zu verantworten.

Indikatoren:

(1) bis (2) -
(3) -
(4) Die Auswahl des Studiendesigns, das Einholen zugehöriger Genehmigungen, entsprechende Formularentwicklung, Abklärung von Finanzierung, Hard-/

Softwareakquise, Aufklärung der Teilnehmenden und Durchführung der angelegten Tests/Untersuchungen/Analysen sowie anschließende Auswertungen und Veröffentlichung.

H4
Präanalytik/Vordiagnostik/Behandlungsvorbereitung

Abgebildete Bereiche:

(1) *Überprüfung von Daten/Dokumenten bis zur Auswahl der Analyse/Untersuchungsmethode (nicht-invasiv).*
(2) *Vorbereitung der Untersuchungsumgebung: Raum inklusive Hilfsmittel, Gerät inklusive Zubehör.*
(3) *Vorbereitung der spezifischen Materialien: steriles Material, Reagenzien, Kontrollmaterialien, Radiopharmaka und radioaktive Stoffe.*
(4) *Vorbereitung der Patientenprobe / des Patienten bis zur Patientenaufklärung.*

DQR 3

„Über Kompetenzen zur selbständigen Erfüllung fachlicher Anforderungen in einem noch überschaubaren und zum Teil offen strukturierten Lernbereich oder beruflichen Tätigkeitsfeld verfügen" (BMBF, 2013).

Der Qualifizierte nach DQR 3 ist in der Lage ...

(1) **Die für die Untersuchung standardisierten notwendigen Dokumente/Daten auf Vollständigkeit und Zugehörigkeit zu überprüfen.**
(2) **Die Untersuchungsumgebung für einfache standardisierte Untersuchungen/Analysen entsprechend der Arbeitsanweisung vorzubereiten und gegebenenfalls Rücksprache zu halten.**
(3) **Spezifisches Material zur Untersuchung standardisiert und/oder steril vorzubereiten, ausgenommen: Vorbereitung von Radiopharmaka.**

(4) Patienten/Untersuchungsmaterial/Probe für Untersuchungs-/Behandlungsmethoden/Analysen standardisiert vorzubereiten.

Indikatoren:

(1) Patienten/Proben annehmen und identifizieren; Dokumente/Daten zu Einverständnis, Transport, Einsendungen/Anmeldungen auf Vollständigkeit prüfen, Abweichungen gegebenenfalls melden, fehlende Informationen einholen.

(2) Untersuchungs-/Gerätevorbereitung, Rücksprache mit Berufsangehörigen; wenn notwendig Nüchternheit des Patienten abklären, R/F: Laborwerte prüfen; venöse Zugänge auf Durchlässigkeit überprüfen; Prüfsets / spezielle Versandmedien für die jeweilige Untersuchung festlegen, zusammenstellen und den Versand organisieren, Untersuchungsmaterial auf Brauchbarkeit prüfen.

(3) Untersuchungstische etwa im Herzkatheterlabor, Angiographie, CT, MRT standardisiert vorbereiten, Kontrastmittel und Kontrastmittelinjektor vorbereiten

(4) L: Untersuchungsmaterial nach standardisierten Methoden gewinnen (kapillare Blutentnahme, Rachen- und Nasenabstriche, Umwelt- und Lebensmittelproben), Probenahme-Anweisung beachten, Menge des Untersuchungsmaterials beurteilen, Untersuchungs- und Probenmaterial nach Vorschrift zwischenlagern; R/F: den Patienten über anstehende Untersuchung informieren, beim Entkleiden helfen und vor der Untersuchung situationsgerecht betreuen, Grenzsituationen erkennen (emotionale, physische, ...)

DQR 4

„Über Kompetenzen zur selbständigen Planung und Bearbeitung fachlicher Aufgabenstellungen in einem umfassenden, sich verändernden Lernbereich oder beruflichen Tätigkeitsfeld verfügen" (BMBF, 2013).

Der Qualifizierte nach DQR 4 ist in der Lage ...

(1) Die angeordnete Untersuchung /Behandlung/Analyse mit der Indikation/Fragestellung abzugleichen, Kontraindikationen oder fehlende Angaben abzuklären und gegebenenfalls mit den zuständigen Instanzen Rücksprache zu halten.
(2) Komplexe Untersuchungsumgebungen für Untersuchungen/Behandlungen/Analysen vorzubereiten.
(3) Radioaktives Material zu standardisierten Untersuchungen/Analysen/Behandlungen vorzubereiten.
(4) Patienten/Untersuchungsmaterial/Probe für Untersuchungs-/Behandlungsmethoden/Analysen situationsgerecht vorzubereiten.

Indikatoren:

(1) Fragestellung prüfen, Kontraindikationen abklären, Plausibilitätskontrolle der rechtfertigenden Indikation durchführen und evtl. mit zuständiger Person kommunizieren, fehlende Information einholen; Bestrahlungsdaten interpretieren und Auffälligkeiten bemerken; Rücksprache mit zuständigem Medizinphysikexperten halten, um Bestrahlung/Untersuchung zu verändern bzw. anzupassen.
(2) Etwa L: Gewebeschnitt für molekulare Diagnostik, R: Herz-CT, Herz-MRT, Myokardszintigraphie, SPECT, PET-CT, Strahlentherapie: individuelle Lagerungs-mittel anfertigen und auf anatomische Gegebenheiten eingehen, F: Stress-Echo, Provokationstest bei der Bodyplethysmographie oder bei der Elektroenzephalographie, nasaler Provokationstest.
(3) Radiopharmaka vorbereiten, Qualitätskontrolle von Radiopharmaka durchführen und auswerten; Radioaktivität: Aktivität berechnen, vorbereiten, aufziehen, Aktivität anpassen in Abhängigkeit von Gewicht und Zustand des Patienten sowie entsprechend gültigen Vorgaben (etwa Richtlinien, Leitlinien).
(4) L: Untersuchungsmaterial nach standardisierten Methoden gewinnen (venöse Blutentnahme, Rachen- und Nasenabstriche, Umwelt- und Lebensmittelproben), Güte und Menge des Untersuchungsmaterials beurteilen,

präanalytische Kennzahlen überwachen (etwa Transportbedingungen wie Zeiten, Temperatur), Untersuchungs- und Probenmaterial nach Vorschrift zwischenlagern; R/F: im Patienten-umgang Grenzsituationen erkennen (emotionale, physische, ...) und adäquat reagieren

DQR 5

„Über Kompetenzen zur selbständigen Planung und Bearbeitung umfassender fachlicher Aufgabenstellungen in einem komplexen, spezialisierten, sich verändernden Lernbereich oder beruflichen Tätigkeitsfeld verfügen." (BMBF, 2013)

Der Qualifizierte nach DQR 5 ist in der Lage ...

(1) -
(2) Individuelle Tests/Analysen/Untersuchungen /Behandlungen technisch zu planen.
(3) Radioaktives Material zu speziellen Tests /Analysen/Untersuchungen/Behandlungen vorzubereiten.
(4) -

Indikatoren

(1) -
(2) L: Im Rahmen der personalisierten Medizin molekularbiologische Testungen oder Tests zur Tumordiagnostik vorbereiten; R: Vorbereitung des Bestrahlungsplans: Patienten-Bilddaten einfügen, Lagerungsinformationen einfügen, Bildgebung / Kontrolle vorbereiten, Verifikationen mit allen Techniken durchführen, Plausibilitätsprüfung der Felder und Monitoreinheiten durchführen; Ersteinstellung nach Plan des Medizinphysikexperten und Dokumentation per Bildgebung umsetzen; Toleranzdosen kontrollieren.
(3) Etwa zur Hirntoddiagnostik in der Nuklearmedizin.
(4) -

DQR 6

„Über Kompetenzen zur Planung, Bearbeitung und Auswertung von umfassenden fachlichen Aufgaben- und Problemstellungen sowie zur eigenverantwortlichen Steuerung von Prozessen in Teilbereichen eines wissenschaftlichen Faches oder in

einem beruflichen Tätigkeitsfeld verfügen. Die Anforderungsstruktur ist durch Komplexität und häufige Veränderungen gekennzeichnet" (BMBF, 2013).

Der Qualifizierte nach DQR 6 ist in der Lage ...

(1) -
(2) -
(3) -
(4) Patientenaufklärungen für standardisierte Untersuchungen im Sinne delegierbarer Aufgaben durchzuführen, zu dokumentieren und gegebenenfalls Abweichungen zu melden.

Indikatoren:

(1) -
(2) -
(3) -
(4) Etwa L: Aufklärung/Beratung vor genetischen Analysen gemäß Gendiagnostikgesetz, Aufklärung /Beratung in Hygienefragen, R/F: Kontrastmitteluntersuchungen, F: Stresstests, Provokationstests.

DQR 7

„Über Kompetenzen zur Bearbeitung von neuen komplexen Aufgaben- und Problemstellungen sowie zur eigenverantwortlichen Steuerung von Prozessen in einem wissenschaftlichen Fach oder in einem strategieorientierten beruflichen Tätigkeitsfeld verfügen. Die Anforderungsstruktur ist durch häufige und unvorhersehbare Veränderungen gekennzeichnet" (BMBF, 2013).

Der Qualifizierte nach DQR 7 ist in der Lage ...

(1) Tests/Analysen/nicht-invasive Untersuchungsmethoden im jeweiligen Fachbereich eigenverantwortlich gemäß der Fragestellung auszuwählen und anzuordnen.
(2) -
(3) -
(4) Neue präanalytische/vordiagnostische Methoden unter wirtschaftlichen, gesellschaftlichen und kulturellen Gesichtspunkten einzuführen und zu monitoren.

Indikatoren:

(1) Geeignete Analysen / Tests / Untersuchungsmethoden auswählen, um die entsprechende Fragestellung zu beantworten, Entscheidungen anhand von aktuellen Leitlinien und gesetzlichen Vorgaben treffen.

(2) - (4) -

H5 Analytik/Diagnostik/Untersuchungen/Behandlungen

Abgebildete Bereiche:

(1) *L/R/F: Durchführung von Tests/Analysen /Untersuchungen/Behandlungen*

(2) *L/R/F: Bedienung von Geräten bis Anwendung neuer Untersuchungsmethoden im Rahmen von Studien*

(3) ***L:*** *Auswahl der Analysemethoden;* ***R/F:*** *Vorbereitende/Nachbereitende Maßnahmen an Patienten bis* ***L/R/F:*** *Übernahme ärztlicher Tätigkeiten/Durchführungsverantwortung im Fachbereich*

(4) ***L:*** *Durchführung technischer Validation;* ***R/F:*** *Situative Betreuung der Patienten*

(5) ***L:*** *Monitoring der Analyseprozesse;* ***R/F:*** *Durchführung Strahlenschutzmaßnahmen*

(6) ***L:*** *Monitoring der Geräte während des analytischen Prozesses;* ***R/F:*** *Umgang mit sterilem Material*

(7) ***L:*** *-;* ***R/F:*** *Adaption von Untersuchungsparametern*

(8) ***L:*** *-;* ***R:*** *Radiotherapie;* ***F:*** *-*

(9) ***L/R/F:*** *Umgang mit Radioaktivität*

DQR 3

„Über Kompetenzen zur selbständigen Erfüllung fachlicher Anforderungen in einem noch überschaubaren und zum Teil offen strukturierten Lernbereich oder beruflichen Tätigkeitsfeld verfügen" (BMBF, 2013).

Laboratoriumsanalytik:

Der Qualifizierte nach DQR 3 ist in der Lage ...

(1) Untersuchungs- und Kontrollmaterial für einfache standardisierte Analysen/Tests vorzubereiten.
(2) Geräte für (1) in erforderlichem Maß zu bedienen.

Indikatoren:

(1) Etwa Reagenzien für die Qualitätssicherung vorbereiten, Vor- und Aufbereitung von Kontrollmaterialien zur Qualitätssicherung, Gerät mit Kontrollmaterialien versehen.
(2) Geräte für Analysen/Tests gemäß Punkt (1)

Radiologie/Funktionsdiagnostik:

Der Qualifizierte nach DQR 3 ist in der Lage ...

(1) -
(2) -
(3) Patienten unter Berücksichtigung der Indikation und ihrer besonderen persönlichen Bedürfnisse zu lagern und an/mit ihnen vor-/nachbereitende Maßnahmen durchzuführen
(4) Außerordentliche Patientensituationen zu erkennen (physiologisch/psychisch) und adäquate standardisierte und vorgegebene Maßnahmen zu ergreifen.
(5) Strahlenschutzmittel standardisiert anzubringen.
(6) Mit sterilem Material unter Beachtung entsprechender hygienischer Vorgaben umzugehen.

Indikatoren:

(1) -
(2) -
(3) Lagerungshilfen anwenden, Monitorüberwachung anbringen, Patienten mit sterilem Tuch abdecken, Punktionsstelle vorbereiten/versorgen; Übergabe des Patienten mit Anweisungen über Ess-/Trinkverhalten, Überwachungspflichtigkeit und notwendige Versorgung der Punktionsstelle; Medikamentenreaktionen erkennen.

(4) Verschlechterung des Allgemeinzustandes erkennen, Kreislaufüberwachung, Notfallsituation erkennen und Verantwortliche informieren, Erste-Hilfe-Maßnahmen beginnen, Medikamente zur Notfallversorgung nach Anweisung des Arztes anreichen, Versorgung des Patienten, Begleitpersonen hinzuziehen; Patientenführung anpassen, alternative Lagerungen vornehmen.
(5) Etwa Gonadenschutz, Hodenkapsel, Bleischutzwand, Plexiglasscheibe, geräteseitigen Strahlenschutz anbringen.
(6) Etwa Tupfer, Kanülen, Kathetermaterial, Kontrastmittel, Natriumchloridlösung, Handschuhe vorbereiten und anreichen.

DQR 4

„Über Kompetenzen zur selbständigen Planung und Bearbeitung fachlicher Aufgabenstellungen in einem umfassenden, sich verändernden Lernbereich oder beruflichen Tätigkeitsfeld verfügen" (BMBF, 2013).

Laboratoriumsanalytik:

Der Qualifizierte nach DQR 4 ist in der Lage ...

(1) Einfache und komplexe standardisierte Analysen/Tests vorzubereiten und fachgerecht durchzuführen.
(2) Geräte für einfache und komplexe Analysen/Tests technisch einwandfrei zu bedienen.
(3) Standardisierte und spezielle Analysemethoden entsprechend der Probe-/Materialbeschaffenheit auszuwählen, anzuwenden und das Ergebnis zu evaluieren.
(4) Technische Validation durchzuführen.
(5) Den Analyseprozess zu monitoren und bei Abweichungen gegebenenfalls Maßnahmen zu ergreifen.
(6) Das Gerät während der analytischen Prozesse zu monitoren.
(7) -
(8) -
(9) Mit radioaktiven Stoffen umzugehen und Maßnahmen zum Strahlenschutz zu ergreifen.

Indikatoren:

(1) Etwa POCT, mikrobiologische Keimanzucht, mikroskopische Verfahren, histologische Schnitte erstellen, Facs-Analytik, Massenspektroskopie, Amplifikationstechniken, spezielle mikroskopische Verfahren, Virusnachweise, Tandem-Massenspektrometrie, Ionisationstechniken mit EFI in Kopplung mit LC/MS.
(2) Geräte für Untersuchungen gemäß Punkt (1).
(3) Methoden und Verfahren gemäß der jeweiligen Fragestellung und Probenart auswählen und gegebenenfalls adaptieren (etwa Antikörper in der Immunhistochemie auswählen, biochemische Nachweismethoden in der Mikrobiologie auswählen).
(4) Internes und externes Qualitätskontrollprogramm (etwa Kontrollintervalle, Ringversuche) durchführen, dokumentieren und qualitätsrelevante Daten archivieren.
(5) Teilprozesse des Gesamtanalyseablaufes monitoren, Vollständigkeit und Störungsfreiheit prüfen, gegebenenfalls Maßnahmen zur Korrektur einleiten (etwa Ablesen der Fehlermeldung, erneute Kalibration des Gerätes oder Spülung von Kapillaren), Reflex-/ Rerun-Messungen initiieren.
(6) Generierte Markierungen identifizieren, Flags-Meldungen entgegennehmen, T-Notes generieren.
(7) -
(8) -
(9) Freimessungen durchführen, gegebenenfalls Dekontaminationsmaßnahmen ergreifen, spezielle Strahlen-schutzmaßnahmen anwenden.

Radiologie

Der Qualifizierte nach DQR 4 ist in der Lage ...

(1) Einfache und komplexe standardisierte Untersuchungen/Behandlungen mit ionisierender Strahlung fachgerecht durchzuführen, inklusive Verabreichung von (Radio-)Pharmaka nach ärztlicher Anordnung.

(2) Geräte für Untersuchungen/Behandlungen nach (1) technisch einwandfrei zu bedienen.
(3) -
(4) Abweichungen in den Vitalfunktionen zu erkennen und Grenzsituationen zu melden.
(5) Strahlenschutzmaßnahmen in Abhängigkeit von Strahlenart und -energie individuell anzuwenden.
(6) Bei invasiven Verfahren unter entsprechenden hygienischen Anforderungen steril zu agieren.
(7) Untersuchungsparameter individuell unter Berücksichtigung des Strahlenschutzes anzupassen, zu begründen sowie Grenzen zu erkennen.
(8) Die Radiotherapie entsprechend dem Bestrahlungskonzept durchzuführen.
(9) Mit radioaktiven Stoffen umzugehen und Maßnahmen zum Strahlenschutz zu ergreifen.

Indikatoren:

(1) Radiologische Diagnostik: Projektionsradiographie (etwa Thoraxaufnahmen, Skelettaufnahmen, Mammographie), Spezialanforderung bei Intensivpatienten, Durchleuchtungstechnik, DSA-Technik, CT, MRT, Teleradiologie (Projektionsradiographie und CT); Nuklearmedizin: Szintigraphien, SPECT; Vorbereitung und Verabreichung von Radiopharmaka für bildgebende und nuklearmedizinische Standarduntersuchungen nach ärztlicher Anordnung; Strahlentherapie: Planungs-CT; Hybridverfahren: PET-CT, PET-MRT.
(2) Geräte für Untersuchungen gemäß Punkt (1).
(3) -
(4) Medikamenten-/Kontrastmittelreaktionen erkennen, EKG und Sauerstoffsättigung überwachen.
(5) Strahlenschutzmittel individuell und in Abhängigkeit von Strahlenart/-energie anwenden, Personenschutzmittel individuell anlegen, beherrschen und anwenden, einblenden, Strahlengang anpassen, Strahlenschutz in den jeweiligen Untersuchungsräumen/Behandlungsräumen durchführen (z.B. SIRT).

(6) Tischassistenz bei Links-/Rechtsherzkatheter, Interventionen an Koronarien, EPU, Rhythmologie, Schrittmacher-/ICD-/Eventrekorderimplantation, Angiographie und Intervention an peripheren und abdominellen Gefäßen, Thrombininjektion, Angiographie und Intervention an intra- und extrazerebralen Gefäßen, Neuroradiologie, Interventionen im CT.

(7) Begründet von Standardeinstellung abweichen / Standardabweichungen optimieren (Filtereinstellungen, Expositionsdaten, Radioaktivität, Tischhöhe), etwa bei Prothesen, Metallimplantaten, frischen Wunden, Adipositas; Beziehung zwischen Dosis, Messparameter und Aufnahmequalität verstehen und in der Anwendung adäquat umsetzen.

(8) Bestrahlungsparameter optimieren/anpassen, Lagerungs- oder Positionierungsabweichungen erkennen, welche eine Rücksprache mit Medizinphysikexperten erfordern, gegebenenfalls Korrekturen durchführen, Strahlenreaktionen erkennen und erforderliche Maßnahmen einleiten, den zuständigen Arzt informieren.

(9) Freimessungen durchführen, gegebenenfalls Dekontaminationsmaßnahmen ergreifen, spezielle Strahlenschutzmaßnahmen anwenden (etwa Eigenschutz im Heißlabor).

Funktionsdiagnostik:

Der Qualifizierte nach DQR 4 ist in der Lage ...

(1) Einfache und komplexe standardisierte Tests /Untersuchungen fachgerecht durchzuführen.

(2) Geräte für Tests/Untersuchungen nach (1) technisch einwandfrei zu bedienen.

(3) -

(4) Abweichungen in den Vitalfunktionen zu erkennen und Grenzsituationen zu melden.

(5) -

(6) Bei invasiven Verfahren unter entsprechenden hygienischen Anforderungen steril zu agieren.

(7) **Untersuchungsparameter individuell anzupassen, zu begründen sowie Grenzen zu erkennen.**
(8) -
(9) **Mit radioaktiven Stoffen umzugehen und Maßnahmen zum Strahlenschutz zu ergreifen.**

Indikatoren:

(1) Kardiologie: EKG, Schellong-EKG, Kipptischuntersuchung, Eventrekorderabfrage, Fahrradergometrie, Angiologie: Kapillarmikroskopie, Laufbandbelastung; Pneumologie: Spirometrie, 6 min Gehtest, Bodyplethysmographie, Bronchiospasmolysetest, Diffusionsanalyse, Provokationsanalyse, Ergospirometrie; HNO: Stimmgabeltests, orientierende Hörprüfungen, Tympanometrie, Audiometrie, Sprachaudiometrie; Neurologie: Elektroenzephalographie, Neurographien, Motorisch evozierte Potenziale, Anwendung von Provokationsmethoden bei der Elektroenzephalographie, repetitive Stimulation, Kieferöffnungsreflex, Blinkreflex, quantitative sensorische Testung, Poly-somnographie, Medikamente/Kontrastmittel nach ärztlicher Anweisung aufziehen und verabreichen.
(2) Geräte für Untersuchungen gemäß Punkt (1).
(3) -
(4) Medikamentenreaktionen erkennen, EKG, Sauerstoffsättigung, Blutdruck und Atmung überwachen, Drucktitration bei Einstellung der Beatmungstherapie monitoren.
(5) -
(6) Tischassistenz bei Links-/Rechtsherzkatheter, Interventionen an Koronarien, EPU, Rhythmologie, Schrittmacher-/ICD-/Eventrekorderimplantation, Angiographie und Intervention an peripheren und abdominellen Gefäßen, Thrombininjektion, Angiographie und Intervention an intra- und extrazerebralen Gefäßen, Blutabnahme.
(7) Begründet von Standardeinstellung abweichen / Standardeinstellungen optimieren (etwa Filtereinstellungen, Reizfrequenzen, Reizintensitäten, Analysezeiten, Verstärkungen) etwa bei Adipositas, Amputationen, frischen

Wunden, implantierten Geräten; Beziehung zw. Reizparametern, Ableitparametern und Messungsqualität verstehen und in der Anwendung adäquat umsetzen.

(8) -

(9) Freimessungen durchführen, gegebenenfalls Dekontaminationsmaßnahmen ergreifen, spezielle Strahlenschutzmaßnahmen anwenden.

DQR 5

„Über Kompetenzen zur selbständigen Planung und Bearbeitung umfassender fachlicher Aufgabenstellungen in einem komplexen, spezialisierten, sich verändernden Lernbereich oder beruflichen Tätigkeitsfeld verfügen" (BMBF, 2013).

Der Qualifizierte nach DQR 5 ist in der Lage ...

(1) Als Experte auf einem Spezialgebiet zu agieren.

(2) Neue Verfahren/Methoden/Geräte auf Anweisung im beruflichen Arbeitsfeld zu adaptieren.

(3) bis (9) -

Indikatoren:

(1) Die Anforderungen und Grenzen von hochtechnologischen Untersuchungs- und Behandlungsmethoden erkennen, Maßnahmen einleiten und argumentativ begründen: **L/R/F**: komplexe Fragestellung bearbeiten, spezielle Untersuchungsverfahren auch abweichend von standardisierten Vorgaben gemäß individuellen Fragestellungen patienten- und situationsgerecht anpassen, **L**: Pathologie: Präparate scannen, immunologische Verfahren, In-situ-Hybridisierung, zytologische Vorbefundung, mikroskopisches Screening, ein Blutdepot leiten (Konserven verwalten, Ausgabe der Blutprodukte in der Transfusionsmedizin steuern); **R**: Bewegungs- und Atmungstriggerung in der Radiotherapie anwenden; **R/F**: bei Hybridverfahren beide Modalitäten beherrschen (PET-CT, PET-MRT), Güdeltubus und Ösophagustemperaturfühler in den Rachen einführen, intraoperatives Monitoring; **F**: CI-Anpassungen.

(2) Testläufe mit Applikationsspezialisten abstimmen, mit Herstellerfirmen abstimmen, technische Parameter einstellen, Abnahmeprüfungen begleiten, Fragestellung mit gewünschter Modalität und Patientensituation abgleichen, Alternativen aufzeigen; praktische Untersuchungsreihen durchführen, Studiendesign praktisch umsetzen.
(3) bis (9) -

DQR 6

> *„Über Kompetenzen zur Planung, Bearbeitung und Auswertung von umfassenden fachlichen Aufgaben- und Problemstellungen sowie zur eigenverantwortlichen Steuerung von Prozessen in Teilbereichen eines wissenschaftlichen Faches oder in einem beruflichen Tätigkeitsfeld verfügen. Die Anforderungsstruktur ist durch Komplexität und häufige Veränderungen gekennzeichnet"* (BMBF, 2013).

Der Qualifizierte nach DQR 6 ist in der Lage ...

(1) Technische Durchführung von Analyse-/Test-/Untersuchungs-/Behandlungsmethoden zu verantworten.
(2) Neue Analyse-/Test-/Untersuchungs-/Behand-lungsmethoden zu implementieren.
(3) Analyse-/Test-/Untersuchungs-/Behandlungsverfahren im Sinne aktuell delegierbarer ärztlicher Tätigkeiten eigenverantwortlich durchzuführen.
(4) Analysen/Tests/Untersuchungen/Behandlungen argumentativ begründet abzulehnen und Alternativen aufzuzeigen.
(5) bis (9) -

Indikatoren:

(1) Technische Durchführung im Sinne genereller Leitungsfunktionen (siehe H7 DQR 6) überwachen, technische Abläufe und Durchführung der Analysen/Tests/Untersuchungen/Behandlungen gegenüber Dritten vertreten, Arbeitsbereich/Fachbereich überblicken, Fehlermanagement adaptieren.
(2) Praktische Erfahrungen und Ergebnisse im interdisziplinären und interprofessionellen Kontext diskutieren, Inhouse-Methoden definieren, entwickeln und evaluieren.

(3) Analyse-/Test-/Untersuchungs-/Behandlungsmethoden im Sinne aktuell (2020) delegierbarer ärztlicher Tätigkeiten: etwa **L**: Zuschnitte von Gewebe; **R:** Radioaktivität applizieren, **R/F:** Standard-Ultraschalluntersuchungen durchführen, Kontrastmittel applizieren, **F:** ICD/PM-Abfragen und -Programmierungen, VT-Zone programmieren, Ereignisse auslesen, validieren und korrigieren, invasive Sondenlage prüfen (SM, ICD, CI).

(4) Diverse Einflussfaktoren (etwa Fragestellung, Indikationen, Kontraindikationen, Zustand des Patienten) prüfen, in Zusammenschau beurteilen und evidenzbasiert argumentieren; Alternativen diskutieren und in Entscheidungen einbeziehen.

(5) bis (9) –

Ergänzend für Radiologie:

Der Qualifizierte nach DQR 6 ist in der Lage ...

(1) Untersuchungs-/Behandlungsprotokolle zu erstellen und zu adaptieren.

(2) bis (8) -

(9) Dekontaminationsmaßnahmen zu verantworten, zu kontrollieren und gegebenenfalls weitere Maßnahmen abzuleiten und freizugeben.

Indikatoren:

(1) Bei Hybridverfahren (etwa PET-CT, PET-MRT) Untersuchungsparameter anpassen, Sequenzen ablegen.

(2) bis (8) -

(9) Freimessen von Räumen, etwa nach selektiver interner Radiotherapie (SIRT).

DQR 7

„Über Kompetenzen zur Bearbeitung von neuen komplexen Aufgaben- und Problemstellungen sowie zur eigenverantwortlichen Steuerung von Prozessen in einem wissenschaftlichen Fach oder in einem strategieorientierten beruflichen

Tätigkeitsfeld verfügen. Die Anforderungsstruktur ist durch häufige und unvorhersehbare Veränderungen gekennzeichnet" (BMBF, 2013).

Der Qualifizierte nach DQR 7 ist in der Lage ...

(1) bis (2) Neue Methoden zur Untersuchung/Analyse/Behandlung unter wirtschaftlichen, gesellschaftlichen und kulturellen Gesichtspunkten einzuführen und zu monitoren.
(3) Tests/Analysen/nicht-invasive Untersuchungsmethoden im jeweiligen Fachbereich eigenverantwortlich durchzuführen.
(4) bis (9) -

Indikatoren:

(1) bis (2) -
(3) Durchführung aller Analysen/Tests/nicht-invasiven Untersuchungsmethoden im jeweiligen Fach-bereich verantworten.
(4) bis (9) -

H6 Postanalytik/Nachbearbeitung/Berichterstattung

Abgebildete Bereiche:

(1) Entsorgung und Aufbereitung von verwendeten Materialien und Proben.
(2) Auswertung der Untersuchungsergebnisse standardisierter Verfahren bis Implementation neuer postanalytischer Methoden.
(3) Qualitative Beurteilung der durchgeführten Analysen/Tests/Untersuchungen bis zur Interpretation auffälliger Ergebnisse.
(4) Erkennen typischer Pathologien bis Erstellen und Verantworten von Berichten.
(5) Postprocessing.

DQR 3

„Über Kompetenzen zur selbständigen Erfüllung fachlicher Anforderungen in einem noch überschaubaren und zum Teil offen strukturierten Lernbereich oder beruflichen Tätigkeitsfeld verfügen" (BMBF, 2013).

Der Qualifizierte nach DQR 3 ist in der Lage ...

(1) **Materialien/Proben sach- und fachgerecht zu entsorgen, aufzubereiten oder zur Aufbereitung vorzubereiten (gilt nicht für den Umgang mit radioaktiven Stoffen).**

Indikatoren:

(1) L/R/F: Untersuchungsmaterialien anforderungsgerecht aufbewahren, asservieren; R/F: Untersuchungstisch/-liege desinfizieren.

DQR 4

> *„Über Kompetenzen zur selbständigen Planung und Bearbeitung fachlicher Aufgabenstellungen in einem umfassenden, sich verändernden Lernbereich oder beruflichen Tätigkeitsfeld verfügen"* (BMBF, 2013).

Der Qualifizierte nach DQR 4 ist in der Lage ...

(1) **Materialien/Proben sach- und fachgerecht aufzubereiten sowie radioaktive Stoffe sach- und fachgerecht zu entsorgen.**
(2) **Analyse-/Test-/Untersuchungs-/Behandlungsergebnisse für standardisierte Verfahren systematisch zu beurteilen, zu validieren, zu dokumentieren und in Datenbanken einzupflegen.**
(3) **Analyse-/Test-/Untersuchungs-/Behandlungsergebnisse hinsichtlich qualitativer Richtlinien zu analysieren und zu bewerten, gegebenenfalls Korrekturmaßnahmen einzuleiten oder Abweichungen zu begründen.**
(4) **Pathologien in standardisierten Untersuchungen zu erkennen und gegebenenfalls ihre Bedeutung für den weiteren Untersuchungsablauf abzuleiten.**
(5) **Postprocessing auszuführen/erhobene digitale Datensätze von Untersuchungen standardisiert nachzubearbeiten.**

Indikatoren:

(1) Untersuchungsmaterialien aufbereiten, Halbwertszeiten einhalten, Strahlenschutz einhalten, Gefahrenstoffe

entsorgen, Material autoklavieren, kontaminiertes Material entsprechend den Strahlenschutzvorgaben entsorgen.

(2) Untersuchung abschließen, Berichte gesetzeskonform archivieren, Bilder in PACS dokumentieren, Strahlendosis dokumentieren, Ergebnisse systematisch auf Plausibilität prüfen (physiologische, pathologische und unplausible Ergebnisse voneinander abgrenzen), Ergebnisse differenziert beschreiben und in einem Bericht dokumentieren, Bestrahlungsdaten/Expositionsdaten dokumentieren, Bestrahlungsdaten/Expositionsdaten dokumentieren.

(3) Extremwerte erkennen (Alarmwerte entsprechend den Entscheidungsgrenzen beurteilen), dokumentieren und unverzüglich dem Einsender/Arzt übermitteln, unplausible Ergebnisse kontrollieren, mögliche Ursachen erkennen und gegebenenfalls Analytik/Test/Untersuchung wiederholen, Konstellationskontrolle und Trendkontrolle (Delta-Check) durchführen und einschätzen, Messergebnisse von Artefakten bereinigen, Aufnahmen/ Messergebnisse qualitativ beurteilen.

(4) Pathologische Ergebnisse an die Verantwortlichen rückmelden, weiterführende Untersuchungen einleiten.

(5) Bild- und Sequenznachbearbeitung durchführen: digitale Bildverarbeitung, neue Bildebenen berechnen und darstellen, digitale Analysedaten matchen; Langzeitaufzeichnungen (etwa Polysomnographie, EEG, EKG) auswerten.

DQR 5

„Über Kompetenzen zur selbständigen Planung und Bearbeitung umfassender fachlicher Aufgabenstellungen in einem komplexen, spezialisierten, sich verändernden Lernbereich oder beruflichen Tätigkeitsfeld verfügen" (BMBF, 2013).

Der Qualifizierte nach DQR 5 ist in der Lage ...

(1) -

(2) Analyse- und Untersuchungsergebnisse statistisch auszuwerten.

(3) Biomedizinische Validation komplexer Untersuchungsverfahren durchzuführen.
(4) Pathologien in Spezialuntersuchungen zu erkennen, zu dokumentieren und weiterzuleiten.
(5) Postprocessing auszuführen / erhobene digitale Datensätze von komplexen Untersuchungen nachzubearbeiten.

Indikatoren:

(1) -
(2) Statistiken erstellen und auswerten, Daten für das Dosismanagement überwachen, Referenzintervall-überprüfung: Kriterien und ihre Bewertung zur Plausibilitätskontrolle erarbeiten (z.B. Referenzbereiche bei quantitativen Nachweisen), definieren sowie unter Einbeziehung standardisierter Referenz- und Kontrollmaterialien kontrollieren, Interpretationsregeln einbeziehen.
(3) Longitudinal- und Transversalverlauf hinsichtlich der diagnostischen Fragestellungen beurteilen, Folgeanalytik/Stufendiagnostik entsprechend den internen Validierungsregelungen anwenden, Vergleich zum Vorbefund herstellen, Befund mit Referenzwerten abgleichen, Delta-Check durchführen; SUV-Messung am PET-CT, Nierenfunktionsprüfung (ERPF, TER).
(4) Pathologien erkennen, beurteilen, dokumentieren und an die Verantwortlichen übermitteln.
(5) Spezielle Bild- und Sequenznachbearbeitung durchführen: digitale Bildverarbeitung, neue Bildebenen berechnen und darstellen, digitale Analysedaten matchen.

DQR 6

„Über Kompetenzen zur Planung, Bearbeitung und Auswertung von umfassenden fachlichen Aufgaben- und Problemstellungen sowie zur eigenverantwortlichen Steuerung von Prozessen in Teilbereichen eines wissenschaftlichen Faches oder in einem beruflichen Tätigkeitsfeld verfügen. Die Anforderungsstruktur ist durch Komplexität und häufige Veränderungen gekennzeichnet" (BMBF, 2013).

Der Qualifizierte nach DQR 6 ist in der Lage ...

(1) -
(2) -
(3) Auffällige Ergebnisse innerhalb eines Analyse-/Untersuchungs-/Behandlungszeitraums zu interpretieren und Maßnahmen abzuleiten.
(4) Berichte zu verfassen.
(5) Befundabhängiges Postprocessing auszuführen.

Indikatoren:

(1) -
(2) -
(3) Daten des Dosismanagements interpretieren (Einzelfall) und Vorkommnisse behördlich melden, Statistiken von Analyse-, Untersuchungsergebnissen oder Behandlungsdaten monitoren, Ausreißer interpretieren, Resistenzentwicklungen interpretieren.
(4) Ergebnisse von durchgeführten speziellen Untersuchungen differenziert beschreiben und in einem Vorbefund/Bericht dokumentieren.
(5) Für befundabhängige Bild- oder Datennachverarbeitung in CT, MRT, Angiographie oder von Langzeitmessungen (etwa Polysomnographie LZ-EKG), Bild- und Sequenznachbearbeitung durchführen (bei individuellen Fragestellungen).

DQR 7

„Über Kompetenzen zur Bearbeitung von neuen komplexen Aufgaben- und Problemstellungen sowie zur eigenverantwortlichen Steuerung von Prozessen in einem wissenschaftlichen Fach oder in einem strategieorientierten beruflichen Tätigkeitsfeld verfügen. Die Anforderungsstruktur ist durch häufige und unvorhersehbare Veränderungen gekennzeichnet" (BMBF, 2013).

Der Qualifizierte nach DQR 7 ist in der Lage ...

(1) bis (3), (5) Neue postanalytische Methoden unter wirtschaftlichen, gesellschaftlichen und kulturellen Gesichtspunkten zu vertreten und zu implementieren.

(4) Den erstellten Bericht zu verantworten, gegebenenfalls weiterführende Untersuchungen anzuweisen und zugehörigen Meldepflichten nachzugehen.

Indikatoren:

(1) bis (3), (5) Digitale Transformation, Erforschung und Implementierung neuer Postprocessing-Methoden, Methoden validieren, zukünftig: inter-professionellen Abgleich von Analyse-/Test-/Untersuchungsergebnissen erstellen; durch KI erstellte Befunde prüfen; bioinformatische Prozesse überwachen.

(4) Über weiterführende Diagnostik beraten, Stufendiagnostik entsprechend den internen Validierungsregelungen anwenden, gesetzliche Meldepflichten beachten und zeitnah erfüllen sowie deren spezielle gesetzliche Vorgaben und Ausführungsbestimmungen kennen und umsetzen.

H7 Personalkompetenz und Kommunikation

Abgebildete Bereiche:

(1) *Berufsethos.*
(2) *Selbstkompetenz und Weiterentwicklung der Profession.*
(3) *Kommunikationstechniken.*
(4) *Patientenanleitung.*
(5) *Leitungsfunktionen.*

DQR 3

> *„Über Kompetenzen zur selbständigen Erfüllung fachlicher Anforderungen in einem noch überschaubaren und zum Teil offen strukturierten Lernbereich oder beruflichen Tätigkeitsfeld verfügen"* (BMBF, 2013).

Der Qualifizierte nach DQR 3 ist in der Lage …

(1) Berufsethischen Anforderungen gerecht zu werden.
(2) Selbstkompetenz für die Anforderungen im Tätigkeitsbereich kontinuierlich weiterzuentwickeln.
(3) Grundlegende Regeln der Kommunikation themen- und adressatengerecht anzuwenden.

(4) Anweisungen an Patienten oder an andere Beteiligte zur Vorbereitung standardisierter Analysen/Tests/Untersuchungen/Behandlungen zu erteilen.

Indikatoren:

(1) Respektvolles, wertschätzendes Verhalten zeigen (EFRS, 2018), kulturelle und religiöse Bedürfnisse, Lebensweisen und Werthaltungen berücksichtigen.
(2) Selbstreflexion, eigene fachliche, psychische und physische Grenzen erkennen, die Bereitschaft, sich selbst zu motivieren und mit Misserfolgen umzugehen, entwickeln, Rat und entsprechende Anleitung einholen.
(3) Einfache Sachverhalte adressatengerecht zu kommunizieren, etwa Angaben zur Vorbereitung der Präanalytik oder Patientenbestellung auf Station machen.
(4) Angaben zur Entkleidung, Lagerung des Patienten oder zur kapillären Blutentnahme geben.

DQR 4

„Über Kompetenzen zur selbständigen Planung und Bearbeitung fachlicher Aufgabenstellungen in einem umfassenden, sich verändernden Lernbereich oder beruflichen Tätigkeitsfeld verfügen" (BMBF, 2013).

Der Qualifizierte nach DQR 4 ist in der Lage ...

(1) -
(2) -
(3) Mit unterschiedlichen Personengruppen adäquat zu kommunizieren und zu interagieren, komplexe Sachverhalte adressatengerecht zu kommunizieren.
(4) Anweisungen an Patienten oder an andere Beteiligte komplexer standardisierter Untersuchungen zu erteilen.

Indikatoren:

(1) -
(2) -
(3) Im multiprofessionellen Team kommunizieren, Informations- und Beratungsgespräche führen und dokumentieren, Auftraggeber über präanalytische, analytische und

postanalytische Maßnahmen hinsichtlich der Anforderungen informieren.

(4) Informationsgespräche und Anleitungen führen: etwa zu Sinnhaftigkeit der Analyse / des Tests / der Untersuchung / der Behandlung, individuelle Bedürfnisse von Patienten wahrnehmen und die erforderliche Betreuung vornehmen (EFRS, 2018), während und nach Tests/Untersuchungen/Behandlungen informieren, bestärken, beraten und unterstützen (EFRS, 2018).

DQR 5

> *„Über Kompetenzen zur selbständigen Planung und Bearbeitung umfassender fachlicher Aufgabenstellungen in einem komplexen, spezialisierten, sich verändernden Lernbereich oder beruflichen Tätigkeitsfeld verfügen"* (BMBF, 2013).

Der Qualifizierte nach DQR 5 ist in der Lage ...

(1) -

(2) Fachliche, sachliche und berufspolitische Belange/Anforderungen extern zu kommunizieren.

(3) Inter- und intraprofessionelle Gesprächsführung anzuwenden, Mentoring durchzuführen.

(4) -

(5) Leitungsfunktionen innerhalb eines Fachbereiches wahrzunehmen.

Indikatoren:

(1) -

(2) Zur Weiterentwicklung des Berufs beitragen, „Verbale und schriftliche Kommunikation und Teilnahme an multidisziplinären, interkulturellen und/oder internationalen Veranstaltungen mit Bezug auf fachliche, sachliche und berufspolitische Angelegenheiten" (EFRS, 2018).

(3) Mitarbeitergespräche führen, Entwicklungsgespräche, Strategiegespräche mit dem Vorgesetzten führen, Analysen- und Statistiken besprechen, Besprechungen leiten, „Instruktion, Belehrung und/oder Beratung von Personal und Auszubildenden/Studenten, um zu deren Entwicklung und Förderung beizutragen" (EFRS, 2018), interne

und externe Mitarbeiter entsprechend den Qualitätsnormen (etwa Gefahrstoffverordnung, Biostoffverordnung, Medizinproduktebetreiberverordnung) anleiten, schulen und überprüfen/überwachen, Konflikte konstruktiv lösen, Moderationsfunktion übernehmen.

(4) -

(5) Fachliche Arbeitsgruppen leiten (etwa Echo, CT, Varia), geeignete Bedingungen für eine konstruktive Fehlerkultur bzw. für ein lösungsorientiertes Fehlermanagement im Team schaffen und gewährleisten.

DQR 6

„Über Kompetenzen zur Planung, Bearbeitung und Auswertung von umfassenden fachlichen Aufgaben- und Problemstellungen sowie zur eigenverantwortlichen Steuerung von Prozessen in Teilbereichen eines wissenschaftlichen Faches oder in einem beruflichen Tätigkeitsfeld verfügen. Die Anforderungsstruktur ist durch Komplexität und häufige Veränderungen gekennzeichnet“ (BMBF, 2013).

Der Qualifizierte nach DQR 6 ist in der Lage ...

(1) -

(2) -

(3) Geeignete Bedingungen für eine konfliktfreie Kommunikation bzw. für ein lösungsorientiertes Konfliktmanagement im Team zu schaffen und zu gewährleisten, Konzepte zum Mentoring zu erstellen.

(4) -

(5) Übergeordnete Leitungsfunktionen wahrzunehmen.

Indikatoren:

(1) -

(2) -

(3) Fort- und Weiterbildung für Kommunikationsbelange ermöglichen, Supervision, Mediation, Kanäle schaffen, Einarbeitung organisieren und dokumentieren, Beratungsabläufe, Feedback-Kultur implementieren, Diskussionen leiten und moderieren.

(4) -

(5) Personelle Ressourcen managen, wie etwa Personalakquise, Dienstplanung, Beachtung abteilungsinterner Aspekte des Personalmanagements: etwa Personalplanung, Personalbedarfsermittlung, Personalentwicklung, Recruiting, Integration, Kommunikation.

DQR 7

„Über Kompetenzen zur Bearbeitung von neuen komplexen Aufgaben- und Problemstellungen sowie zur eigenverantwortlichen Steuerung von Prozessen in einem wissenschaftlichen Fach oder in einem strategieorientierten beruflichen Tätigkeitsfeld verfügen. Die Anforderungsstruktur ist durch häufige und unvorhersehbare Veränderungen gekennzeichnet“ (BMBF, 2013).

Der Qualifizierte nach DQR 7 ist in der Lage ...

(1) Berufsethische Kodizes mitzuentwickeln bzw. mitzugestalten.
(2) bis (5) Zentrale Verantwortung über alle medizinisch-technischen Bereiche zu übernehmen.

Indikatoren:

(1) Ethische Diskussionen mit anderen führen (Soziologen, Philosophen, ...), personelle Entscheidungen treffen, richtlinienkonform / nach Vorgaben sowie intersystemisch agieren.
(2) bis (5) Die Aufgaben einer medizinisch-technischen Direktion übernehmen (Datenfluss, Geräteverantwortung, ...).

H8 Sicherheits- und Risikomanagement

Abgebildete Bereiche:

Kompetenzen dieses Handlungsfeldes betreffen folgende Bereiche: Patientensicherheit, Medizinproduktesicherheit, Arzneimittelsicherheit, Bio- und Gefahrstoffmanagement, Abfall- und Entsorgungsmanagement, Hygienemanagement, Strahlenschutz, Arbeitsschutz, Infektionsschutz, Datenschutz, Brandschutz, Fehlermanagement, Risikomanagement.

(1) *Umsetzen von Sicherheitskonzepten bis Mitgestaltung des Risikomanagements.*

(2) *Erkennen von Fehlern bis zur Erstellung von Gefährdungsbeurteilungen.*
(3) *Übernahme von Beauftragtentätigkeiten.*

DQR 3

„Über Kompetenzen zur selbständigen Erfüllung fachlicher Anforderungen in einem noch überschaubaren und zum Teil offen strukturierten Lernbereich oder beruflichen Tätigkeitsfeld verfügen" (BMBF, 2013).

Der Qualifizierte nach DQR 3 ist in der Lage ...

(1) Vorhandene Sicherheitskonzepte für den eigenen Tätigkeitsbereich verantwortungsbewusst und nach Vorschrift umzusetzen.

Indikatoren:

(1) Etwa Strahlenschutzmittel anlegen, Hand- und Arbeitsplatzhygiene durchführen, Zugriffsbeschränkungen für Bio- und Gefahrstoffe beachten, Personenschutzausrüstung korrekt anlegen und entsorgen, spitze Materialien in den dafür vorgesehenen Abwurfbehälter entsorgen, sensiblen Umgang mit personenbezogenen Daten pflegen, Mutterschutzgesetz beachten.

DQR 4

„Über Kompetenzen zur selbständigen Planung und Bearbeitung fachlicher Aufgabenstellungen in einem umfassenden, sich verändernden Lernbereich oder beruflichen Tätigkeitsfeld verfügen" (BMBF, 2013).

Der Qualifizierte nach DQR 4 ist in der Lage ...

(1) Administrative Tätigkeiten im Rahmen von Sicherheitskonzepten zu übernehmen und ihre Umsetzung zu überprüfen.
(2) Unregelmäßigkeiten und Fehler in der Umsetzung der Sicherheitskonzepte zu erkennen und Maßnahmen einzuleiten.

Indikatoren:

(1) Sach- und fachgerechte Lagerung gefährlicher und sensibler Materialien dokumentieren und verwalten (etwa Radioaktivität, biologische Arbeitsstoffe, Formalin), sach- und fachgerechte Arzneimittellagerung verwalten (etwa Kontrastmittel, Betäubungsmittel, Fibrinkleber, Notfallmedikamente bereithalten und vorschriftsmäßig lagern); Strahlenschutzmaßnahmen durchführen: Prüfstrahler verwalten, Isotopenein- und -ausgang verwalten, Personendosimetrie verwalten, eigenen Strahlenschutz wahren, Röntgenschutzmittel prüfen.

(2) Checklisten abarbeiten, potenzielle Risiken erkennen und weiterleiten (etwa CIRS-Meldung, Rückmeldung an die verantwortlichen Stellen).

DQR 5

„Über Kompetenzen zur selbständigen Planung und Bearbeitung umfassender fachlicher Aufgabenstellungen in einem komplexen, spezialisierten, sich verändernden Lernbereich oder beruflichen Tätigkeitsfeld verfügen" (BMBF, 2013).

Der Qualifizierte nach DQR 5 ist in der Lage ...

(1) Prozesse zum Sicherheitsmanagement zu planen und zu adaptieren.

(2) -

(3) Beauftragtentätigkeiten (ohne Voraussetzung eines Hochschulabschlusses) wahrzunehmen.

Indikatoren:

(1) Abteilungsinterne Checklisten erstellen, Konzepte abgleichen, Zeitpläne/Unterweisungspläne erstellen, prüfen und adaptieren, Fehlervermeidungsstrategien entwickeln.

(2) -

(3) Betrifft Aufgaben im Rahmen von Beauftragtentätigkeiten, die keinen Hochschulabschluss voraussetzen (etwa Hygiene-, Arzneimittel-, Notfallbeauftragter, Gerätebeauftragter, Laserschutzbeauftragter): den eigenen Kenntnisstand aktualisieren, abteilungsinterne Gegebenheiten prüfen,

gegebenenfalls Maßnahmen einleiten (etwa Hygienebelehrung organisieren und durchführen) und ihre Umsetzung prüfen, fachgerechte Entsorgung von Gefahrstoffen intern und extern organisieren.

DQR 6

„Über Kompetenzen zur Planung, Bearbeitung und Auswertung von umfassenden fachlichen Aufgaben- und Problemstellungen sowie zur eigenverantwortlichen Steuerung von Prozessen in Teilbereichen eines wissenschaftlichen Faches oder in einem beruflichen Tätigkeitsfeld verfügen. Die Anforderungsstruktur ist durch Komplexität und häufige Veränderungen gekennzeichnet" (BMBF, 2013).

Der Qualifizierte nach DQR 6 ist in der Lage ...

(1) Konzepte zum Sicherheitsmanagement zu erstellen, entsprechende Prozesse zu monitoren.
(2) Sicherheitsmängel einzustufen, Gefährdungsbeurteilungen vorzunehmen und Maßnahmen mit Risikomanagement abzustimmen.
(3) Beauftragtentätigkeiten (unter Voraussetzung eines Hochschulabschlusses) zu übernehmen.

Indikatoren:

(1) Schnittstellen identifizieren; Verfahrensanweisungen zu Sicherheitskonzepten evidenzbasiert und unter interprofessioneller Zusammenarbeit erstellen, Umsetzung des Entsorgungssystems für Gefahrstoffentsorgung prüfen, Einhaltung von Strahlenschutzmaßnahmen systematisch überwachen, Koordination einzelner Prozesse zum Hygienemanagement im Sinne eines Gesamtkonzeptes prüfen und Umsetzung überwachen.
(2) Aufgetretene Sicherheitsmängel auf Einzelfall oder systemische Fehler überprüfen (etwa im Bereich Dosismanagement) und weitere Schritte abwägen, gegebenenfalls Konzept adaptieren; Havarieausmaß einstufen, interne Arbeitsabläufe unverzüglich anpassen und externe Kommunikation sicherstellen.
(3) Beauftragter für biologische Sicherheit (BBS), Beauftragter für Medizinproduktesicherheit.

DQR 7

> *„Über Kompetenzen zur Bearbeitung von neuen komplexen Aufgaben- und Problemstellungen sowie zur eigenverantwortlichen Steuerung von Prozessen in einem wissenschaftlichen Fach oder in einem strategieorientierten beruflichen Tätigkeitsfeld verfügen. Die Anforderungsstruktur ist durch häufige und unvorhersehbare Veränderungen gekennzeichnet"* (BMBF, 2013).

Der Qualifizierte nach DQR 7 ist in der Lage ...

(1) Prozesse des Risikomanagements unter wirtschaftlichen, gesellschaftlichen und kulturellen Gesichtspunkten mitzugestalten.
(2) -
(3) Beauftragtentätigkeiten (unter Voraussetzung eines Hochschulabschlusses auf mindestens Masterniveau) zu übernehmen.

Indikatoren:

(1) Neue Risiken/Risikoquellen erkennen, abgrenzen und entsprechende Sicherheitskonzepte entwickeln, vertreten und interprofessionell diskutieren, Konzepte mitverantworten.
(2) -
(3) Strahlenschutzbeauftragter, Transfusionsbeauftragter.

Literaturverzeichnis

Bundesministeriums für Bildung und Forschung [BMBF] & Kultusministerkonferenz [KMK] (2013). *Handbuch zum Deutschen Qualifikationsrahmen. Struktur – Zuordnungen – Verfahren – Zuständigkeiten. Bund-Länder-Koordinierungsstelle für den Deutschen Qualifikationsrahmen für lebenslanges Lernen.* Abgerufen am 04. November 2022 von https://www.kmk.org/fileadmin/pdf/PresseUndAktuelles/2013/131202_DQR-Handbuch__M3_.pdf

European Federation of Radiographer Societies [EFRS] (2018). *European Qualifications Framework (EQF): Level 6 Benchmarking Document: Radiographers* (S. Huber, Übers.; 2. Ausgabe 2018). Abgerufen am 18. Januar 2022 von https://dvta.de/sites/default/files/EQF%20EFRS%20Level%206%20German%20version_Second%20edition%202018_0.pdf

Interpretation der Matrix

Interpretation der Handlungsfelder

Alle drei MT-Berufe konnten einheitlich anhand der acht gebildeten Handlungsfelder abgebildet werden. Nur im Handlungsfeld *H5 Analytik/Diagnostik/Untersuchungen/Behandlungen* mussten die Untergruppen der Kompetenzen für die Bereiche Funktionsdiagnostik, Radiologie und Laboratoriumsanalytik unterschiedlich definiert werden, damit den unterschiedlichen Berufsbildern gerecht werden konnte. Dies manifestiert sich vor allem in den Kompetenzen zu den patientennahen Tätigkeiten, die von MTF und MTR erbracht werden müssen. Im Berufsbild MTL hingegen spielt diese Kompetenz keine wesentliche Rolle. Im Handlungsfeld H5 werden die Unterschiede der MTB mit ihren originären Tätigkeiten deutlich. Diese Unterschiede werden zusätzlich durch die besonders umfangreiche Auflistung der Indikatoren in diesem Handlungsfeld sichtbar.

In den beiden Handlungsfeldern *H4 Präanalytik/Vordiagnostik/Behandlungsvorbereitung* und *H6 Postanalytik/Nachbearbeitung/Berichterstattung* sind ebenfalls die berufstypischen Tätigkeiten der MT-Berufe aufgezeigt. Diese rahmen das Handlungsfeld H5 ein, da ohne Vor- und Nachbereitung die Analytik/Diagnostik/Untersuchungen/Behandlungen nicht durchgeführt werden können.

Die Kompetenzen des Handlungsfeldes *H2 Technisches Gerätemanagement und Umgang mit Betriebsmitteln* stellen weitere spezifische Bausteine der vier Berufsfelder dar. MT sind es, welche die Analytik-, Diagnostik-, Untersuchungs- oder Bestrahlungsgeräte selbständig bedienen und für ihren reibungslosen Betrieb Sorge tragen.

Zusammenfassend ist festzuhalten, dass die Kompetenzen der Handlungsfelder H2, H4, H5 und H6 die Fachexpertise der vier Berufe auf dem analytischen und diagnostischen sowie strahlentherapeutischen Gebiet repräsentieren. Entsprechung finden diese Handlungsfelder jeweils in Abschnitt 1 der §§ 8-12 des MTBG.

Außerdem sind in diesen Handlungsfeldern die sogenannten vorbehaltenen Tätigkeiten nach § 5 MTBG abgebildet.

Flankiert werden die berufstypischen Kompetenzen mit jenen aus dem Handlungsfeld *H8 Sicherheits- und Risikomanagement.* Der sichere Umgang mit potenziell infektiösen Untersuchungsproben sowie der sichere Umgang mit ionisierender Strahlung beschreiben typische Kompetenzen von MTL beziehungsweise von MTR. Insgesamt spielen die Kompetenzen dieses Handlungsfeldes für alle MTB eine wesentliche Rolle zur Gewährleistung der Patientensicherheit. Dies findet sich etwa in folgender Kompetenz: *„(2) Unregelmäßigkeiten und Fehler in der Umsetzung der Sicherheitskonzepte zu erkennen und Maßnahmen einzuleiten"* (H8, DQR-Stufe 4).

In den beiden Handlungsfeldern *H1 Arbeitsorganisation, Qualitäts- und Prozessmanagement* und *H3 Informations- und Wissensmanagement* sind die nicht berufsspezifischen Kompetenzen aufgeführt. Dies bedeutet jedoch nicht, dass diese bedingungslos von anderen Berufsgruppen durchgeführt werden können. Vielmehr zeigt sich, dass für die Kompetenzen eines höheren Qualifikationsniveaus Fachexpertise notwendig ist. Dies wird etwa am Beispiel der Kompetenz *„(3) Qualitäts- und Prozessmanagement zu adaptieren"* (H1, DQR-Stufe 5) sichtbar, die ohne Fachexpertise nicht umsetzbar ist. Ein anderes Bild zeigt sich in der Kompetenz *„(1) Daten zu erfassen und in vorgegebene Systeme einzupflegen"* (H1, DQR-Stufe 3). Hier handelt es sich um eine standardisierte Tätigkeit, die nach einer Einarbeitungsphase auch von anderen Berufsgruppen erfüllt werden kann.

Im Handlungsfeld 7 (*H7 Personalkompetenz und Kommunikation)* sind zum einen die Kompetenzen für einen angemessenen Patientenumgang wie etwa *„(4) Anweisungen an Patienten oder an Dritte für komplexe Untersuchungen zu erteilen"* (H7, DQR-Stufe 4) abgebildet. Zum anderen werden in diesem Handlungsfeld Kompetenzen für einen angepassten Umgang innerhalb und außerhalb des Teams aufgezeigt, *„(3) mit unterschiedlichen Personengruppen adäquat zu kommunizieren und zu interagieren, komplexe Sachverhalte adressatengerecht zu kommunizieren"* (H7, DQR 4). Zudem beinhaltet das Handlungsfeld berufsethische Anforderungen sowie Kompetenzen zur Erfüllung von Leitungsfunktionen, wie etwa *„(5)*

Leitungsfunktionen innerhalb eines Fachbereiches wahrzunehmen" (H7, DQR-Stufe 5) oder erweitert auf DQR-Stufe 7 *„(2)-(5) zentrale Verantwortung über alle medizinisch-technischen Bereiche zu übernehmen"* (H7, DQR-Stufe 7).

Die Handlungsfelder *H1 Arbeitsorganisation, Qualitäts- und Prozessmanagement, H3 Informations- und Wissensmanagement* sowie *H7 Personalkompetenz und Kommunikation* finden ihre Entsprechung in den Abschnitten 2 der §§ 8-12 des MTBG.

Interpretation der Niveaustufen

Ausgangspunkt der folgenden Interpretation der Niveaustufen ist die Eingruppierung der MT-Berufe auf Stufe 4 des DQR (BMBF & KMK 2013).

Bei der Betrachtung der Niveaustufen fällt jedoch auf, dass sich Kompetenzen, die schon heute vorhanden sind, auf Stufe 5 des DQR befinden. Als Beispiel ist zu nennen *„(2) Maßnahmen bei auffälligen Prüf-/Kalibrationsergebnissen beziehungsweise nicht behebbaren Fehlern festzulegen und gegebenenfalls umzusetzen"* (H2, DQR-Stufe 5) oder aus dem Handlungsfeld 7 *„(3) Beauftragtentätigkeit (ohne Voraussetzung eines Hochschulabschlusses) wahrzunehmen"*. Im Handlungsfeld 5, in dem sich die Fachexpertise der Berufe sichtbar macht (s.o.), ist besonders die Kompetenz *„(1) als Experte auf einem Spezialgebiet zu agieren"* zu nennen. Es gibt schon heute MT aller Fachrichtungen, die sich durch Berufserfahrung und Fortbildungsmaßnahmen auf einem Gebiet spezialisiert haben. So wenden etwa MTR Bewegungs- und Atmungstriggerung in der Radiotherapie an, MTL nehmen zytologische Vorbefundungen und MTF Anpassungen von Cochlea-Implantaten vor (siehe Indikatoren H5, DQR 5).

Auf der anderen Seite lässt sich der Matrix entnehmen, dass MT auch Aufgaben und Tätigkeiten übernehmen, die sich auf Stufe 3 des DQR befinden. Diese sind jedoch für den Gesamtprozess der Analyse/Diagnostik/Untersuchung/Behandlung notwendig, wie folgendes Beispiel verdeutlicht: *„(4) Patienten/Untersuchungsmaterial/Probe für Untersuchungs-/Behandlungsmethoden/Analysen standardisiert vorzubereiten"* (H4; DQR 3) oder *„(3) Ge-/Verbrauchsmaterialien sachgerecht zu lagern und nach Vorgaben pflegen/verwalten"* (H2,

DQR 3). Hier stellt sich die Frage, ob diese Tätigkeiten als „Hilfstätigkeiten“ deklariert werden sollen und somit regelhaft von Berufsgruppen mit einer niedrigeren Qualifikation durchgeführt werden könnten.

Auf Stufe 6 der Matrix befinden sich Kompetenzen, die laut DQR einen Abschluss auf Bachelorniveau repräsentieren. Die Autorinnen haben hier Kompetenzen als sachlogische Erweiterung der Kompetenzen der Stufen 4 und 5 definiert. Teilweise besitzen aber auch schon heute MT diese Kompetenzen, etwa „*(3) Standard-Ultraschalluntersuchungen durchführen*“ (H5, DQR 6).

Kompetenzen, die mit einem Masterabschluss erreicht werden, sind auf Stufe 7 repräsentiert. Diese entspringen der logischen Schlussfolgerung der Kompetenzen der vorangegangenen Stufen. Sie implizieren insgesamt Kompetenzen zur Durchführung übergeordneter Leitungsfunktionen sowie Kompetenzen für eine wissenschaftliche Laufbahn.

Limitationen

Die Matrix stellt das Ergebnis der Projektgruppe „MTA-Zukunft“ dar, die ursprünglich das Ziel verfolgt hat, Kompetenzen für die drei humanmedizinischen Berufe MTL, MTR und MTF zusammenzustellen. Die Projektgruppe arbeitete zu Beginn ohne vorab definierte Methode, sondern hat ihre Ziele im Projektverlauf schrittweise erweitert (siehe Kapitel *Projektablauf*). Retrospektiv können folgende Punkte kritisch bemerkt werden:

- Uneinheitliche Erfassung der Aufgaben und Tätigkeiten

Die Aufgaben und Tätigkeiten sind nicht anhand einer einheitlichen Methode erfasst worden, sondern stellen das Resultat unterschiedlicher Quellen dar: eine Veröffentlichung aus dem Berufsfeld MTL (Hinze et al., 2014), das Ergebnis von Interviews, welche die Projektgruppe selbst durchgeführt hat, sowie eine Auflistung von Aufgaben und Tätigkeiten einer vorliegenden Masterarbeit aus dem Bereich der Radiologie (Frings, 2016). Die Erfassung der Daten liegt teilweise fast zehn Jahre zurück und entspricht eventuell nicht mehr den aktuellen Aufgaben und Tätigkeiten. Die Indikatoren, die den Kompetenzen zugeordnet worden sind, sind daher als Beispiele für typische Aufgaben und Tätigkeiten zu bewerten. Sie erheben aufgrund der hier genannten Argumente keinen Anspruch auf Vollständigkeit.

Zudem lassen sich die Merkmale der Zusammensetzung der befragten Personen, wie etwa die Anzahl, das Altersspektrum oder die Berufserfahrungen, im Sinne einer statistischen Auswertung nicht aufzeigen.

- Generierung neuer Kompetenzen

Bei der Eingruppierung der Aufgaben und Tätigkeiten in die DQR-Stufen ist die Stufe 3 in die Betrachtungen aufgenommen worden. Die Projektgruppe hat zudem die Chance ergriffen, eine mögliche hochschulische Ausbildung der MT-Berufe mit Aufgaben, Tätigkeiten sowie weiterführend auch Kompetenzen auf DQR-Stufe 6 und 7 aufzuzeigen. Das Kompetenzspektrum ist durch einzelne Kompetenzen des Österreichischen Ordnungsmittels ergänzt und gegebenenfalls neu generiert worden, so dass Kompetenzen für alle Handlungsfeldern durchgehend auf jeder Niveaustufe vorliegen. Bei der Betrachtung der Matrix lässt sich nicht ablesen, welche Kompetenzen aufgrund der eruierten Aufgaben und Tätigkeiten definiert und welche nachträglich generiert worden sind.

- Plausibilität der Eingruppierung

Bei der Überprüfung, ob eine Kompetenz der richtigen Niveaustufe zugeordnet wurde, hat die Projektgruppe die Bloom'sche Lernzieltaxonomie für den kognitiven Bereich (Bloom et al., 1956) herangezogen. Dabei sind die Definitionen beider Systeme verglichen und als Ergebnis die DQR-Stufen 2 bis 7 den Stufen 1 bis 6 der Bloom'schen Taxonomie zugeordnet worden (siehe *Das Projekt „MTA-Zukunft"*). Die Überprüfung ist somit anhand einer selbst festgelegten Regularie erfolgt.

Die methodischen Limitationen zeigen auf, dass eine Validierung der Matrix mit wissenschaftlichen Methoden notwendig ist. Dennoch ist es mit dieser Arbeit erstmals gelungen, das

Kompetenzspektrum der drei humanmedizinischen MT-Berufe aufzuzeigen und gleichzeitig perspektivische Aufgabenfelder zu definieren.

Anwendung der Matrix

Ausbildung

Die Kompetenzen und insbesondere die Indikatoren können als Vorlage bei der curricularen Arbeit der MTB-Schulen dienen (Frings et al., 2022). Da die Ausbildung mit der Niveaustufe 4 des DQR abgeschlossen ist, geben theoretisch die Inhalte der DQR-Stufe 4 das Ausbildungsziel wieder. Aber auch die Kompetenzen der Niveaustufe 3 können etwa als Teillernziele herangezogen werden und gerade Praxisanleitern als Orientierung zur Erreichung der Ausbildungsziele im Rahmen der praktischen Ausbildung dienen (MTAPrV, Anlage 1-3). Für die curriculare Arbeit sind erweiternd auch die Kompetenzen, die in DQR-Stufe 5 eingruppiert wurden, zu betrachten, denn auf dieser Stufe finden sich Entsprechungen in der MTAPrV-Anlage 1.

Anerkennung ausländischer Abschlüsse

Auch für die Anpassungsmaßnahmen nach § 51 des MT-Berufe-Gesetzes können die Inhalte der Matrix herangezogen werden. *„Ziel des Anpassungslehrgangs ist, dass die antragstellende Person die Kenntnisse, Fähigkeiten und Kompetenzen erwirbt, die zur Ausübung des jeweiligen Berufs erforderlich sind (Lehrgangsziel)"* (§ 89, Abs. 1 MTAPrV). Das bedeutet, dass auch im Rahmen von Anpassungsmaßnahmen Teillernziele definiert sowie Aufgaben und Tätigkeiten für die Berufsanerkennung beherrscht werden müssen. Dieses Ziel erfordert ebenfalls eine strukturierte Aufgabenstellung, die anhand eines Curriculums oder einer Modulplanung erfolgen muss. Hierfür kann die Matrix ebenfalls als Vorlage dienen.

Weiterbildung

Als Teil der Gesundheitsberufe sind auch die MTB aufgefordert, sich kontinuierlich weiterzubilden. Zudem sind sie als

Berufsgruppe, die vornehmlich mit hochtechnologisierten Geräten arbeitet, besonders mit dem technischen Fortschritt konfrontiert. Somit sind Fortbildungen für die Berufsausübung von MT essenziell wichtig. Bei der Interpretation der Matrix ist erkennbar, das MT zwar schon heute über Kompetenzen auf DQR-Stufen 5 und 6 verfügen (siehe Abschnitt *Interpretation der Niveaustufen*), für die MT-Berufe existieren bis dato jedoch keine bundeseinheitlich anerkannten Weiterbildungen. Daher bedarf es hier einer Anpassung und die aufgezeigten Kompetenzen der Matrix können zur Erstellung von qualifikationsspezifischen Weiterbildungen genutzt werden (Frings et al., 2022).

Hochschulische Ausbildung

Die Kompetenzen und Indikatoren der DQR-Stufe 6 und 7 repräsentieren die Berufsabschlüsse auf Hochschulniveau. Ob eine hochschulische Ausbildung, wie etwa nach österreichischem Vorbild, erstrebenswert ist, ist seit langem im Blick der berufspolitischen Diskussion (Frings et al., 2022). Die Ergebnisse der Autorinnen zeigen zum einen auf, welche Kompetenzen auf Hochschulniveau schon heute vorhanden sind. Sie weiten zum anderen den Blick in die Zukunft, welche Aufgaben und Tätigkeiten mit Abschluss eines Masterabschlusses möglich sein können. Die Diskussion darüber kann anhand der Matrix weitergeführt werden. Die Autorinnen sehen auf diesem Gebiet einen deutlichen Bedarf an fundierter und weiterführender Berufsfeldforschung (siehe Kapitel *Fazit*).

Stellenbeschreibungen

Anhand der Struktur der vorliegenden Matrix können für die von MT individuell durchgeführten Aufgaben und Tätigkeiten (Indikatoren) einfach und direkt die entsprechenden Kompetenzen abgelesen werden. Diese können zur Definition von Stellenbeschreibungen oder auch für Stellenausschreibungen herangezogen werden. Da die Kompetenzen den DQR-Stufen zugeordnet sind, eröffnet die Matrix zudem die Möglichkeit, Arbeitsstellen oder Rollen qualitativ zu bewerten. Diese Bewertung kann letztendlich bei der Argumentation für Gehaltsvorstellungen oder bei der Bewertung von Gehaltsangeboten hilfreich sein.

Literaturverzeichnis

Bloom, B., Engelhart, M., Furst, E., Hill, W. & Krathwohl, D. (1956). *Taxonomy of educational objectives. The classification of Educational Goals.: Handbook 1 Cognitive Domain*. Longmans, Green.

Bundesministeriums für Bildung und Forschung [BMBF] & Kultusministerkonferenz [KMK]. (2013). *Handbuch zum Deutschen Qualifikationsrahmen. Struktur - Zuordnungen - Verfahren - Zuständigkeiten. Bund-Länder-Koordinierungsstelle für den Deutschen Qualifikationsrahmen für lebenslanges Lernen*. Abgerufen am 04. November 2022 von https://www.kmk.org/fileadmin/pdf/PresseUndAktuelles/2013/131202_DQR-Handbuch__M3_.pdf

Frings, I. (2016). *Kompetenzprofil von Radiologietechnologinnen und Radiologietechnologen heute und morgen in den DACH-Ländern* [Masterarbeit]. Fachhochschule Campus Wien.

Frings, I., Flux, J., Herrmann, A., Ullrich, C. & Maschek, C. (2022). Qualifikationsniveau auf dem Prüfstand. Ein Diskussionspapier zu den Berufen der Medizinischen Technologinnen und Technologen. In *Pädagogik der Gesundheitsberufe: 9. Jahrgang* (04/2022).

Hinze, M., Kachler, M., Maschek, C., Nickel, S. & Nordheim, M. (2014). *Berufsprofil zum Handlungsfeld der Biomedizinischen Analytik*. DVTA e.V.

Ausblick und Vision

Im Rahmen dieser Projektarbeit haben sich die Autorinnen intensiv mit dem Thema Berufsrolle und Berufsidentität auseinandergesetzt. Während des Projekts wurden die Teilergebnisse regelmäßig mit MT aller Fachbereiche sowie mit MT aus unterschiedlichen Funktionen wie Leitung, Lehrkraft, Schulleitung oder Funktionsträgern im Berufsverband DVTA e.V. diskutiert (siehe Kapitel *Das Projekt „MTA-Zukunft"*). Hinzu kommt, dass gegen Ende des Projekts das neue MTBG (Februar 2021) sowie die neue MTAPrV (September 2021) veröffentlicht wurden, was weitere Diskussionen in den Berufsfeldern ausgelöst hat. Daher werden im anschließenden Kapitel ein Ausblick sowie Visionen für die Zukunft skizziert, wie sich aus Sicht der Autorinnen die Berufsrolle der MT-Berufe weiterentwickeln kann.

MT als Gerätespezialist

Kernkompetenz von MT ist die technische Durchführung von Analysen, Untersuchungen/Diagnostik und Behandlungen mit ionisierenden Strahlen. Dies lässt sich an den vorbehaltenen Tätigkeiten nach § 5 MTBG ablesen und kann schlussfolgernd ohne Kompetenzen für den Umgang mit entsprechenden Geräten nicht durchgeführt werden. Die Interpretation der Handlungsfelder führt ebenfalls zu dem Ergebnis, dass das Handlungsfeld *H2 Technisches Gerätemanagement und Umgang mit Betriebsmitteln* zu den Handlungsfeldern gehört, die die Fachexpertise von MT repräsentieren (siehe Kapitel *Interpretation der Matrix*). Diese Fachexpertise wird zukünftig an Bedeutung gewinnen, da die zunehmende Komplexität der verschiedenen technischen Methoden spezielles Fachwissen erfordert (Ehrhard et al., 2013). Ein fachkompetenter Geräteumgang sowie das zugehörige technische Verständnis für das Gerätemanagement inklusive Geräteprüfungen oder Kalibrierungen sind unabdingbare Voraussetzungen für einen reibungslosen und effizienten Workflow.

MTL können im Rahmen der digitalen Transformation bereits heute mit unterschiedlichen Informationstechnologiesystemen umgehen, diese pflegen und Daten zu statistischen Erhebungen und Auswertungen herausfiltern. Ein weiterer Aspekt ist der zunehmende Einsatz von Robotern, welche in der Nacht eingesetzt werden, um MTL zu entlasten. Dafür müssen MTL diese Roboter mit entsprechenden Daten versorgen.

Für MTR zählen hierzu etwa die adäquaten Anpassungen der Untersuchungsparameter, um eine hohe Bildqualität zu gewährleisten sowie den Strahlenschutz sicherzustellen. Auch die Durchführung und Evaluation von technischen Qualitätssicherungsmaßnahmen (Konstanzprüfungen), durch die eine optimale Bildqualität sowie eine geringe Strahlendosis gewährleistet werden, sind hier zu nennen.

Im Bereich der Funktionsdiagnostik (MTF) kann ein kompetenter Umgang mit entsprechenden Gerätefiltern (wie etwa Grenzfrequenzen, Wechselstromfilter oder die Anpassung der Parameter an Empfindlichkeit und Schreibgeschwindigkeit) zu einer artefaktarmen Aufzeichnung und damit einer verbesserten Auswertbarkeit führen. Gerade mit Blick auf die Qualitätssicherung und die Patientensicherheit ist ein fundiertes Wissen im Umgang mit der Gerätetechnik notwendig.

Alle MT-Berufe verfügen über fundiertes Wissen über die Funktionsweise der Geräte und können somit einen qualifizierten Austausch zu Mitarbeitern von Firmen pflegen. Als Berufsgruppe, die die Geräte routiniert bedient, können sie den Firmen Feedback für Verbesserungen der Anwendungsfunktionen oder für die Bedienungsfreundlichkeit geben. Bei der Fehlersuche bei Gerätestörungen sind sie erste Ansprechpartner. Auch bei Geräteanschaffungen können sie sich mit ihrer Fachexpertise kompetent einbringen. MT sind zudem Kontaktpersonen für die Mitarbeitenden der Abteilung Medizintechnik, die für den technischen Support der Geräte zuständig sind.

Durch ihren fundierten Umgang mit den Geräten und ihr Spezialwissen zur Funktionalität sind MT prädestiniert, weitere Mitarbeitende in diese nach der Medizinprodukte-Betreiberverordnung (§§ 4 und 10) einzuweisen – auch berufsgruppenübergreifend. So können auch andere medizinische Berufsgruppen vom Know-how der MT-Berufe profitieren.

„Gerätebeauftragte" können innerhalb von Organisationsstrukturen benannt werden und sind dann in dieser Funktion für ein reibungsloses Geräte- und Einweisungsmanagement zuständig. MT als „Gerätespezialisten" sind in der Lage, diese Rolle zu übernehmen.

Zusammenfassend können MT als „Gerätespezialisten" Entscheidungen (mit)treffen, Arbeitsabläufe verbessern sowie diese schneller und kosteneffizienter gestalten. Da MT durch ihre Tätigkeit die klassische Verbindung zwischen Mensch und Technik herstellen, tragen sie mit ihrer Fachexpertise letztendlich auch zur Patientensicherheit bei.

MT als Datenmanager

In den diagnostischen Abteilungen werden bedingt durch die Anwendung immer schneller werdender technischer Verfahren und eine ständig steigende Anzahl von Patientenuntersuchungen immer mehr Daten produziert. Dies führt dazu, dass MT, bedingt durch ihr Aufgabengebiet, große Mengen an Daten generieren. Es sind dann konsequenterweise auch MT, die den professionellen Umgang mit den von ihnen produzierten Daten und Datenbanken beherrschen werden, um sie für die Diagnostik aufzubereiten und zur Verfügung zu stellen. Als „Datenmanager" erstreckt sich ihr Tätigkeitsspektrum somit von der Generierung, über die Aufarbeitung (etwa statistische Auswertung/Fehlersuche und Fehlerbehebung) und Nachverarbeitung von Daten (etwa Bildnachverarbeitung) bis hin zur Archivierung.

Denkbar nach Kogelbauer und Krasser ist auch, dass MTR in den Prozess des 3D-Drucks von medizinischen Modellen involviert werden. Das Anwendungsgebiet von 3D-Drucken kann zukünftig etwa in der Unterstützung der präoperativen Planung liegen. Die Aufgabe von MTR wäre dabei die Datensegmentierung von Volumendatensätzen wie etwa von CT- oder MRT-Untersuchungen (Kogelbauer & Krasser, 2022).

Die Tätigkeiten des Datenmanagements sind im Rahmen der Projektarbeit im Handlungsfeld *H1 Arbeitsorganisation, Qualitäts- und Prozessmanagement* sowie im Handlungsfeld *H6 Postanalytik/Nachbearbeitung/Berichterstattung* definiert.

MT, zusätzlich ausgestattet mit wissenschaftlichen Kompetenzen nach Handlungsfeld H3 (*Informations- und Wissensmanagement)*, sind dann in der Lage, Daten aus ihrem eigenen Berufsfeld nicht nur auszuwerten, sondern auch statistisch zu bewerten, wie in folgender Kompetenz der Matrix beschrieben: „*(1)-(2) Biostatistiken zu erstellen*" (H1, DQR-Stufe 7). Diese Kompetenzerweiterungen können aus Sicht der Autorinnen wesentlich zur Emanzipation des Berufsstandes beitragen.

MT als Sonographer

Ähnlich wie die österreichischen Radiologietechnologen / Sonographer könnten MTR und MTF mit einer zusätzlichen hochschulischen Weiterqualifikation legitimiert werden, selbstverantwortlich farbkodierte Duplexsonographie des Gefäßsystems, transthorakale Echokardiographien, aber auch spezielle Testverfahren wie die dynamische Stressechokardiographie und die Kontrastmittelsonographie durchzuführen. Ultraschall ist häufig die erste Untersuchung, da sie schnell, kostengünstig und nicht-invasiv ausgeführt werden kann. Darüber hinaus spielt die Sonographie aufgrund der Zunahme chronischer Erkrankungen und demografischer Veränderungen eine immer wichtigere Rolle. Aktuell gibt es vereinzelte MT (sowohl aus den Bereichen Radiologie als auch der Funktionsdiagnostik), die diese Untersuchungen nach absolvierten ärztlichen Weiterbildungen bereits durchführen. Es fehlt jedoch an der gesetzlichen Grundlage und einer strukturierten Ausbildung, um eine vergleichbare Fachkompetenz bundesweit einheitlich zu gewährleisten.

Die Einführung des Berufsbildes „Sonografer" könnte sich positiv auf die Förderung von Screening-Programmen innerhalb der verschiedenen Facharztdisziplinen auswirken. Diese Qualifikation könnte helfen, Wartezeiten auf einen Ultraschalltermin zu verkürzen. Die Zusammenarbeit mit Sonografern ermöglicht den

Ärztinnen und Ärzten, mehr Zeit auf die eigentliche Behandlung zu verwenden und Verantwortung zu teilen (D'Abate & La Leggia, 2017).

MT als Medizinischer Tele-Technologe

Im folgenden Abschnitt werden für ortsunabhängiges Arbeiten verschiedene Begriffe (etwa Telearbeit oder Remote-Arbeit) aus verschiedenen Quellen weitgehend synonym verwendet. Die Unterscheidungsnuancen spielen für die Betrachtungen innerhalb dieses Abschnittes keine Rolle. Der Fokus liegt hier auf der Ortsunabhängigkeit der beruflichen Tätigkeit, welche den verwendeten Begriffen gemein ist.

Telemedizin schont humane Ressourcen – vor allem außerhalb der Regelarbeitszeiten. Insbesondere im Hinblick auf die medizinische Versorgung eines wachsenden älteren Bevölkerungsanteils im Angesicht des Fachkräftemangels im Gesundheitswesen ist die Tendenz sowohl für die Arbeitnehmer- als auch die Arbeitgeberseite auch in diesem Sektor positiv und bietet Chancen.

Telemedizin steht in enger Verbindung mit der Attraktivität von Berufen für zukünftige Generationen. Die Möglichkeit, ortsunabhängig zu arbeiten, eröffnet den MT und auch den Unternehmen einen Zugewinn an sozialen und finanziellen Vorteilen (Herkommer, 2022; Bonin et al., 2020). Spätestens durch die Coronapandemie hat sich dezentrales Arbeiten auch in zuvor wenig davon berührten Bereichen etabliert. Um das volle Potenzial erfolgreicher Remote-Arbeit ausschöpfen zu können, ist eine professionelle Umsetzung in einer modernen beziehungsweise dafür offenen Unternehmensstruktur notwendig. Sind diese Faktoren erfüllt, steigen auch Arbeitszufriedenheit und Motivation der Mitarbeitenden (Herkommer, 2022).

MTR sind im Bereich der Teleradiologie bereits länger etabliert. Aufgrund ihrer Fachkunde im Strahlenschutz (siehe Kapitel *Berufliches Handlungsfeld von MTR*) sind sie befugt, CT-Untersuchungen ohne Anwesenheit einer Radiologin oder eines Radiologen durchzuführen. Im Rahmen der Teleradiologie befinden diese sich an einem anderen Ort, von dem aus Untersuchungen befundet werden.

Das Prinzip der Telemedizin kann aber auch in anderen diagnostischen Bereichen Anwendung finden. Grundlegend dafür ist, dass MT aller Fachrichtungen durch ihre vorbehaltenen Tätigkeiten (siehe Kapitel *Vorbehaltstätigkeiten – Bedeutung und Ausnahmen*) befugt sind, Untersuchungen und Analysen ohne Anwesenheit von ärztlichem Personal durchzuführen und zu bewerten.

Als Ergänzung zur bereits etablierten Telemedizin können sich so für MTR weitere Perspektiven auf dem Gebiet des Remote-Scannings (Quinsten et al., 2022) eröffnen. Bereits etabliert ist, dass MTR als Geräteexperten für MRT-Untersuchungen sich nicht mehr unmittelbar am Großgerät vor Ort aufhalten müssen. Im Vergleich zur konventionellen Untersuchungsmethode findet hier eine Arbeitsteilung in zwei Gruppen statt. Zum einen die Gruppe der Patientenmanager, die vor Ort für die Patientenbetreuung zuständig sind. Zum anderen die Gruppe der Untersuchungsmanager, die ausschließlich für die technische Untersuchungsführung zuständig sind. Diese können zudem die Mitarbeitenden vor Ort unterstützen. Dieses Vorgehen erlaubt es auch, mehrere Scanner gleichzeitig zu bedienen. Quinsten et al. sehen im Remote-Scanning eine Lösung für den Fachkräftemangel.

In der Laboratoriumsmedizin wird telemedizinische Diagnostik bereits in Form telemikroskopischer Anwendungen zur Beurteilung von hämatologischen Blutbildpräparaten oder zytologischen Präparaten angewendet, wobei für diese Tätigkeit eine rechtliche Absicherung zur Datenübertragung im Rahmen des Datenschutzes gewährleistet sein muss.

Zunehmend kompakt gebaute Diagnosegeräte eröffnen weitere Perspektiven, die räumliche Bindung zwischen Diagnostik und Klinik/Praxis zu lösen oder zumindest zu lockern. Dadurch werden mobile Einsätze – speziell für MTF und MTL – möglich. Die Diagnostik kommt zum Patienten! Dies kann zur Verbesserung der häuslichen Versorgung, gerade im ländlichen Raum, führen und dadurch sowohl Hausärzte oder Fachärzte als auch Angehörige entlasten (Peter et al., 2021).

Laboratoriumsanalytische Untersuchungsmethoden sind hier Laboranalysen im Rahmen der patientennahen Sofortdiagnostik (Point-of-Care-Testing): etwa bei der Auswertung der Daten von

Glukosemessgeräten aus dem häuslichen Bereich oder dem Einsatz von Troponin-Tests bei Herzinfarktpatienten.

Im Bereich Funktionsdiagnostik nehmen insbesondere kardiologische Implantatskontrollen (Schrittmacher, Defibrillator, Eventrekorder) eine Vorreiterrolle in der telemedizinischen Diagnostik ein (Kardionetzwerk e.V., o.D.). So werden dem Kardiologen die Daten des Herzschrittmachers über Kleingeräte, die bei Patienten zuhause platziert sind, automatisch online zur Verfügung gestellt. In anderen Bereichen, etwa im Rahmen der Schlafdiagnostik oder der Langzeitüberwachung von Herzrhythmus und Hirnaktivität unabhängig von Implantaten, erfolgt lediglich die Messung selbst nicht mehr in der Klinik. Die Anlage der Geräte und ihre Abgabe zum Auslesen der Daten stehen dann aber doch mit einem Besuch in der jeweiligen Einrichtung in Verbindung. Die Auswertung der Daten und die Befundung erfolgen telemedizinisch. Die Abgabe und Rücknahme der Geräte geschieht ohne Arztkontakt; Voranalysen der Untersuchungsergebnisse werden jedoch überwiegend von MTF vorgenommen.

Das schnelle Vorliegen eines Untersuchungsergebnisses kann sich positiv auf den weiteren Krankheitsverlauf auswirken und kommt den Patienten direkt zugute. Nimmt man den drohenden Hausärztemangel in den Blick, so *„ist es dringend erforderlich, alternative Versorgungsmodelle zu entwickeln, die auch langfristig eine qualitativ hochwertige Patientenversorgung gewährleisten“* (Peter et al., 2021). Ausgerüstet mit einem *„Tele-Rucksack“* (Peter et al., 2021) können aus Sicht der Autorinnen deshalb gerade MT Hausärzte bei der häuslichen Versorgung unterstützen: Die von ihnen professionell erhobenen Daten werden direkt an die Hausärztin beziehungsweise den Hausarzt der Patienten übersandt, welche somit rasch weitere Maßnahmen einleiten können.

Die Autorinnen sind der Ansicht, dass die Technologie des Remotings für alle MT-Berufe denkbar ist. Die Umsetzung höherer Anteile an Remote-Arbeit ist für die Entwicklung der MT-Berufe sowie den Erhalt ihrer Attraktivität für Arbeitnehmer förderlich und stellt somit eine Chance dar, dem Fachkräftemangel entgegenzuwirken.

MTR im Strahlenschutz

MTR erhalten mit Abschluss ihrer Berufsausbildung für ihre vorbehaltenen Tätigkeiten die Fachkunde im Strahlenschutz zur technischen Durchführung. Das bedeutet, dass sie Fachexpertise auf dem Gebiet des Strahlenschutzes besitzen und zu weiterführenden Tätigkeiten und Aufgabenfeldern auf diesem Gebiet qualifiziert sind.

Im Handlungsfeld 8 (*Sicherheits- und Risikomanagement*) sind Kompetenzen zum Bereich des Strahlenschutzes aufgeführt. Diese erstrecken sich von der Umsetzung von Sicherheitskonzepten bis hin zur Mitgestaltung des Risikomanagements und zur Übernahme von Beauftragtentätigkeiten. Dies eröffnet Perspektiven auf dem Gebiet des Strahlenschutzmanagements. Schon heute sind MTR mit Weiterqualifikation auf mindestens Bachelorniveau im Bereich des Strahlenschutzes tätig: Sie wirken als Strahlenschutzbevollmächtigte einer Stabsstelle Strahlenschutz (Kloska, 2022) oder, wie eine Autorin, selbst als Fachkraft für Strahlenschutzmanagement. In dieser Rolle überprüfen sie etwa die speziellen Strahlenschutzqualifikationen von Mitarbeiterinnen und Mitarbeitern, sind Ansprechpartnerinnen und Ansprechpartner für die zuständigen Behörden, organisieren Schulungen oder sind für die Erstellung von Strahlenschutzanweisungen und anderen Prozessbeschreibungen zuständig.

MT in zentraler Verantwortung

MT haben schon heute Leitungsfunktionen inne, so übernehmen sie für ihre jeweilige Berufsgruppe Bereichsleitungen innerhalb Laboratorien, innerhalb radiologischer sowie innerhalb funktionsdiagnostischer Bereiche (etwa Bereichsleitung EEG, CT oder Blutbank/Hämatologie). Diese Kompetenz wird im Handlungsfeld 7 (*Personal- und Kommunikationskompetenz*) beschrieben: *„(5) Leitungsfunktionen innerhalb eines Fachbereiches wahrzunehmen“* (H7, DQR-Stufe 5). Ihre weiterführende Entsprechung findet diese Kompetenz auf der DQR-Stufe 6: *„(5) übergeordnete Leitungsfunktionen wahrzunehmen“*. Darunter ist die Führungsrolle für die eigene

Berufsgruppe innerhalb einer gesamten Fachabteilung zu verstehen. MT nehmen eine leitende Rolle innerhalb einer Disziplin ein, etwa für die neurologische Abteilung, für das Zentrallabor oder für die Strahlentherapie.

Auf der DQR-Stufe 7 desselben Handlungsfeldes ist folgende Kompetenz definiert: *„Zentrale Verantwortung über alle medizinisch-technischen Bereiche übernehmen"*. Dies stellt aus Sicht der AutorInnen ein elementares und übergeordnetes Ziel auf dem Weg der Berufsbildentwicklung dar. Ausgestattet mit dieser Kompetenz können MT Positionen einnehmen, die es ihnen ermöglichen, selbst Verantwortung für das eigene Berufsfeld zu übernehmen – im Sinne einer medizinisch-technischen Leitung – und diese nicht wie bisher an Dritte abzugeben. Entsprechung fände diese Rolle in der Funktion einer Pflegedienstleitung oder gar in der Pflegedirektion. Sicherlich ein visionäres Szenario! Aber: Die so gewonnene Verantwortung – verbunden mit der medizinisch-technischen Fachexpertise – könnte die logische Konsequenz auf dem Weg einer diagnostisch-analytischen Medizin der Zukunft sein.

Literaturverzeichnis

Bonin, H., Eichhorst, W., Kaczynska, J., Kümmerling, A., Rinne, U., Scholten, A. & Steffes, S. (2020). *Verbreitung und Auswirkungen von mobiler Arbeit und Homeoffice: Kurzexpertise.* Abgerufen am 3. Juli 2023 von https://nbn-resolving.org/urn:nbn:de:0168-ssoar-70079-5

D'Abate, F. & La Leggia, A. (2017, 16. Juni). *Sonographer: ein neues Berufsbild in Europa?* Abgerufen am 19. Juni 2023 von https://healthcare-in-europe.com/de/news/sonographer-ein-neues-berufsbild-in-europa.html

Ehrhard, T., Ostwald, D. & Franz, P. (2011). Neue Berufe und Aufgabenneuverteilung im Gesundheitswesen. Stand und Perspektiven. In *Die gesunde Gesellschaft. Sozioökonomische Perspektiven und sozialethische Herausforderungen* (S. 105–120). VS-Verlag für Sozialwissenschaften.

Herkommer, R. (2022). Arbeiten im Homeoffice: Wie Remote Work gelingt und was es bringt. In *Nachhaltiges Wachstum im Mittelstand* (S. 57–64). Springer Gabler. https://doi.org/10.1007/978-3-658-38362-6

Kardionetzwerk e.V. (o.D.). *Telemedizinische Überwachung von Herzschrittmachern und ICDs.* Abgerufen am 6. Juni 2023 von https://kardionetzwerk.de/telemedizinische-ueberwachung-von-herzschrittmachern-und-icds/

Kloska, J. (2022). Neue Aufgabenfelder für Radiologietechnolog:innen (MTRA) mit Studium. *radiologie technologie* (4/2022), 16–18.

Kogelbauer, H., Krasser, A. (2022). 3-D-Druck in der Medizin und die Rolle der Radiologietechnologie. *Radiopraxis 2022, 15*(04), 187–199. https://doi.org/10.1055/a-1445-4964

Peter, J., Böhne, W. & Reytarowski, J. (2021). Analyse, Potenzial und Grenzen von Delegationsleistungen. In *Die Zukunft der Gesundheits(fach)berufe. Mehr Kompetenzen – mehr Verantwortung* (S. 10–22). Medizinisch Wissenschaftliche Verlagsgesellschaft.

Quinsten, A., Bontke, B. & Saur, A. (2022). Radiologie im Wandel: Remote Scanning als Lösung gegen den Fachkräftemangel. *Radiopraxis 2022, 15*(02), 62–71. https://doi.org/10.1055/a-1663-2644

Wrike Inc. (2023). *Remote-Arbeit vs. Telearbeit – Was ist der Unterschied? | Guide Telearbeit.* Abgerufen am 4. Juli 2023 von https://www.wrike.com/de/remote-work-guide/faq/was-ist-der-unterschied-zwischen-remote-arbeit-und-telearbeit/

Fazit: Hochschulische Weiterbildung notwendig

Die Entwicklung der Matrix wurde von einer intensiven Diskussion um das Ergebnis begleitet:

- Passende Handlungsfelder definieren
- Kompetenzen präzise, aber dennoch auf alle drei Berufe passend beschreiben
- Beschriebene Kompetenzen den richtigen Niveaustufen zuordnen

Das sind nur einige Aspekte, mit denen sich die Autorinnen im Projektverlauf auseinandergesetzt haben. Flankiert von der Verabschiedung des MTBG und der MTAPrV eröffneten sich weitere Diskussionen, etwa um die Perspektiven und die Entwicklung der MT-Berufe (siehe Kapitel *Ausblick und Visionen*). Aus Sicht der Autorinnen soll diese Dynamik in weiterführende Fragestellungen, Diskussionen und Lösungsansätze überführt werden, um eine Entwicklung im Berufsfeld zu begleiten. Nur so sind die MT-Berufe attraktiv und zukunftsfähig!

Daher sehen die Autorinnen die Forderung nach Forschungen auf methodisch-technischem Gebiet als dringend an: Forschungsfragen, formuliert und beantwortet von MT mit wissenschafts-, aber auch vor allem mit praxisorientierter Fachexpertise, könnten Input aus den eigenen Reihen liefern. Aber auch auf dem Gebiet der Berufsfeldforschung sind Fragen offen. So ergeben sich als Resultat der Projektarbeit etwa folgende Hypothesen, die wissenschaftsbasiert bearbeitet werden sollten:

1. *Nicht alle Anforderungen an die MT-Berufe können mit Abschluss der Ausbildung auf DQR-Stufe 4 erfüllt werden.*
2. *Eine zukunftsfähige Entwicklung der sich wandelnden MT-Berufsprofile erfordert hochschulische Weiterbildungen.*
3. *Eine MT-Ausbildung auf Hochschulniveau erhöht die Patientensicherheit.*

Der Wissenschaftsrat hat in seinen Empfehlungen 2020 betont, dass sich mit zukünftigen Entwicklungen in der Gesellschaft auch die Anforderungen in den Gesundheitsberufen ändern. Neue Versorgungskonzepte und lösungsorientierte Ansätze werden in der Berufspraxis den wissenschaftlichen Bezug auch interprofessionell notwendig machen. Der Wissenschaftsrat sieht daher 20% an hochschulisch qualifizierten Personen in den Gesundheitsberufen für erforderlich an (Wissenschaftsrat, 2020).

Die Autorinnen sind überzeugt, dass eine Ausbildung/Weiterbildung auf Hochschulniveau dringend erforderlich ist, um pädagogisch qualifiziertes Personal in den Ausbildungen einzusetzen sowie eine seit langem erforderliche Berufsfeldforschung zu etablieren. Gleichzeitig ist dies die Voraussetzung dafür, dass die MT-Berufe erfolgreich an einem evidenzbasierten Gesundheitssystem der Zukunft mitwirken können.

Literaturverzeichnis

Wissenschaftsrat (2020). *Perspektiven für die Weiterentwicklung der Gesundheitsfachberufe: Wissenschaftliche Potenziale für die Gesundheitsversorgung erkennen und nutzen (Drs. 1548-23), Oktober 2023.* Abgerufen am 17. November 2023 von https://www.wissenschaftsrat.de/download/2023/1548-23.html

Rollenkompetenzmodell am Beispiel der Laboratoriumsanalytik

Die zunehmende Komplexität der Berufspraxis eröffnet auch eine Diskussion zum Rollenverständnis innerhalb der MT-Berufe. Im abschließenden Gastbeitrag von Heidi Oberhauser wird ein Rollenkompetenzmodell am Beispiel der Laboratoriumsanalytik erläutert.

CanMEDS-Rollenmodell für die Biomedizinische Analytik (BMA) / Medizinische Technologie für Laboratoriumsanalytik (MTL)

Heidi Oberhauser

Mit Inkrafttreten des neuen Gesetzes über die Berufe in der medizinischen Technologie (MT-Berufe-Gesetz) am 1.1.2023 wird nicht nur den steigenden Anforderungen im Gesundheitswesen, in Technik und Naturwissenschaften Rechnung getragen, auch die gesellschaftlichen (zum Beispiel demografischen) Veränderungen erfordern Mitarbeiterinnen und Mitarbeiter, die auf komplexe Herausforderungen im beruflichen Handlungsfeld adäquat reagieren.

Um der hohen Verantwortung von MT-Berufen Rechnung zu tragen, wird in den Berufsbezeichnungen der Begriff „Assistenz" abgelöst durch den Begriff „Technologin und Technologe" für Laboratoriumsanalytik/Radiologie/Funktionsdiagnostik/Veterinärmedizin (§ 1 Abs. 1 MTBG).

Das alleinige Ausführen von standardisierten Handlungsanweisungen ist nicht ausreichend – komplexe Situationen und Handlungsweisen müssen eigenständig erfasst, geplant, ausgeführt und evaluiert werden. Medizinische Technologinnen und Technologen sind in der Versorgung von Patientinnen und Patienten als reflektierende Praktikerinnen und Praktiker tätig, d.h., sie *„arbeiten mit Patienten, lassen ihre wissenschaftlichen Erkenntnisse in* *diese Arbeit einfließen und reflektieren dabei ihr Handeln"* (Klotz, 2019: 809).

Dieses Zusammenspiel von bester verfügbarer externer, wissenschaftlicher Evidenz und klinischer Expertise zur Gesundheitsversorgung individueller Patientinnen und Patienten wird als evidenzbasierte Praxis verstanden (Sackett, 2020).

Wie sollen nun MT bestmöglich auf die Praxis vorbereitet werden?

Näheres dazu ist im MT-Berufe-Gesetz zu finden: *„Die Ausbildung zur Medizinischen Technologin und zum Medizinischen Technologen vermittelt die für die selbständige Berufsausübung in dem jeweiligen Beruf erforderlichen fachlichen und methodischen Kompetenzen einschließlich der zugrunde liegenden Lernkompetenzen sowie der Fähigkeit zum Wissenstransfer und zur Selbstreflexion. Darüber hinaus vermittelt sie personale und soziale Kompetenzen"* (§ 8 Abs. 1 MTBG).

Die zu erlangenden Kompetenzen sind im Detail in der MT-Ausbildungs- und Prüfungsverordnung ausformuliert (MTAPrV, Anlagen 1-4).

Für den Kompetenzbegriff gibt es zahlreiche Definitionen – nach Weinert (2001, 27 f.) sind es die *„bei Individuen verfügbaren oder durch sie erlernbaren kognitiven Fähigkeiten und Fertigkeiten, um bestimmte Probleme zu lösen, sowie die damit verbundenen motivationalen, volitionalen und sozialen Bereitschaften und Fähigkeiten, um die Problemlösungen in variablen Situationen erfolgreich und verantwortungsvoll nutzen zu können"*.

Um die Kompetenzen zu systematisieren, kann das in der Zwischenzeit bewährte CanMEDS-Rollenmodell (Abb. 4) herangezogen werden.

Abbildung 4: CanMEDS-Rollen Biomedizinische Analytik (in Anlehnung an Frank, 2005)

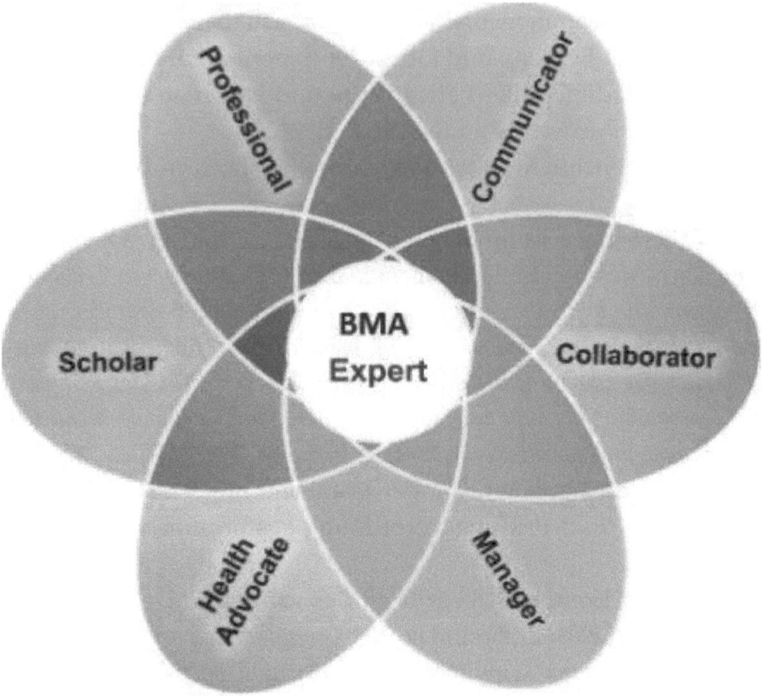

Es handelt sich dabei um ein Rahmenwerk, das 1996 vom Royal College of Physicians and Surgeons of Canada entwickelt und 2005 beziehungsweise 2015 überarbeitet wurde, um die Kompetenzen von Mediziner:innen zu beschreiben, die für eine qualitativ hochwertige Versorgung von Patient:innen erforderlich sind (Frank, 2005; Frank et al., 2015). Das Modell dient international als Standard für die Aus- und Weiterbildung von Mediziner:innen und wurde auch auf nichtärztliche Gesundheitsberufe übertragen und in der Ausbildung angewendet (FKG-CSS, 2021).

Die Rollenbeschreibungen können für alle Berufsangehörigen im Gesundheitswesen wie folgt kurz auf einer Metaebene zusammengefasst werden:

Als Expert führen Berufsangehörige berufsspezifische Tätigkeiten aus und übernehmen die fachliche Führung in ihrem Berufsfeld.

Als Communicator stellen Berufsangehörige eine vertrauensvolle Beziehung mit ihrem Umfeld her, wozu auch die effektive Kommunikation mit allen Personen(gruppen), die an der Gesundheitsversorgung beteiligt sind, gehört.

Um Patienten/-innen/Klienten/-innen bestmöglich zu versorgen, arbeiten Berufsangehörige im Gesundheitswesen als Collaborator effektiv im inter- und intraprofessionellen Team zusammen.

Als Manager/Leader setzen Berufsangehörige Ressourcen effektiv und effizient ein und zeigen Führungsqualitäten. Darüber hinaus organisieren sie ihre eigene berufliche Entwicklung.

In der Rolle des Health Advocate nutzen Berufsangehörige ihre Kompetenzen, um die Gesundheit von Patienten/-innen/Klienten/-innen und der Gesellschaft verantwortungsvoll zu verbessern und zu fördern.

Berufsangehörige tragen als Scholar im Sinne eines lebensbegleitenden Lernens zur Anwendung, Generierung und Verbreitung von neuem Wissen bei (Lernende) und vermitteln dieses Wissen auch an andere Personen (Lehrende).

Als Professional setzen sich Berufsangehörige für Gesundheit und Lebensqualität der Menschen und der Gesellschaft sowie für sich selber ein, indem sie (berufs)ethische Aspekte miteinbeziehen (Oberhauser et al., 2019).

Die Übertragbarkeit des Modells für die Biomedizinische Analytik wurde erstmals 2016 beschrieben und als Diskussionspapier veröffentlicht. Aus deutschen, österreichischen und schweizerischen Ordnungsmitteln (Ausbildungsgesetze) sowie einschlägigen ISO-Normen und europäischen und internationalen Dokumenten von Berufsverbänden wurde eine Inhaltsanalyse nach Mayring durchgeführt. Die Dokumente wurden auf berufliche Handlungen beziehungsweise berufliche Kompetenzen untersucht, die den sieben Rollen des CanMEDS-Modells zuzuordnen sind. In einem iterativen Prozess wurden knapp 500 Items durch Reduktion und Strukturierung zu 28 Items komprimiert – die Kompetenzbeschreibungen orientierten sich an der Lernzieltaxonomie nach Bloom unter Verwendung aktiver Verben (Kaap-Fröhlich et al., 2016).

Da die Handlungskompetenzen je nach Tätigkeitsfeldern, Aufgaben und Berufserfahrung auf unterschiedlichen Niveaus ausgeprägt sind, wurden die Rollenbeschreibungen mit unterschiedlichen Expertiseniveaus verknüpft. Dazu wurde das Modell von Dreyfus & Dreyfus (1980) verwendet, das die Entwicklung der Kompetenzen von Studierenden ausgehend vom *„novice"* bis hin zum *„expert"* beschreibt. Benner (2004) hat dieses Modell erfolgreich auf den Pflegeberuf übertragen – beide Modelle gehen davon aus, dass in der Entwicklung von Noviz:innen zu Expert:innen Situationen zunehmend ganzheitlich erfasst werden, dass, anstatt auf Regeln zuzugreifen, Erfahrungen eine bedeutendere Rolle spielen und dass sich die Lernenden zu aktiv Handelnden weiterentwickeln (Dreyfus & Dreyfus, 1980; Benner, 2004).

Der Rollen-Kompetenz-Rahmen für Biomedizinische Analytik enthält in der horizontalen Ebene die beruflichen Handlungen/Kompetenzen, die den sieben CanMEDS-Rollen zugeordnet sind und in vertikaler Ebene vier Expertiseniveaus (1A-Berufseinsteiger:in, 1B-kompetente Berufsangehörige, 2-fortgeschrittene kompetente Berufsangehörige und 3-Berufsexpert:in) widerspiegeln. Eine kommunikative Validierung durch 20 Fokusgruppen mit rund 150 BMA/MTL aus Gesundheitsversorgung, Forschung, Lehre und Leitung sowie mit Auszubildenden im letzten Ausbildungsjahr in Deutschland, Österreich und der Schweiz ergab, dass die Rollen zu einem hohen Prozentsatz (85%) richtig zuzuordnen sind. Die Zuordnung der Kompetenzen zu den Expertisestufen war abhängig von der jeweiligen Rolle und zeigte mitunter größere Abweichungen (z.B. Health Advocate (85–95 %), Expert (50–70 %), Communicator (10-25 %). Auszubildende im letzten Ausbildungsabschnitt konnten sowohl die Rollen als auch das Expertiseniveau der Berufseinsteiger:innen identifizieren (Kaap-Fröhlich et al., 2016).

Die Beschreibungen der CanMEDS-Rollen für BMA/MTL lauten wie folgt:

> *Als **Experte** gewinnen BMA/MTL selbstständig Untersuchungsmaterialien, führen eigenverantwortlich Laboranalysen durch, prüfen, plausibilisieren und interpretieren kritisch ihre Ergebnisse und sind verantwortlich für die Analysen- und Prozessqualität in Laboratorien der Gesundheitsversorgung sowie in Forschungseinrichtungen. Sie nehmen Stellung zur zielgruppen- und indikationsgerechten Eignung von Labortests einschl. POC-Tests und evaluieren die Leistungsspezifikation von Labortests einschl. POCT kritisch reflexiv. BMA/MTL wählen aufgrund der ärztlichen Fragestellung geeignete Blutprodukte aus, koordinieren und monitoren die Herstellung von Blutprodukten.*

> *Als **Communicator** beteiligen sich BMA/MTL an kommunikativen Prozessen und beraten als „diagnostic partner" Auftraggeber/-innen sowie Klienten/-innen und Patienten/-innen (Patienten/-innen- und Angehörigenedukation) zur Biomedizinischen Analytik.*

*Als **Collaborator** arbeiten BMA/MTL kollegial und wertschätzend mit allen am Biomedizinischen Analyseprozess Beteiligten zusammen. Sie wenden Maßnahmen zur Konfliktvermeidung, Konfliktbewältigung und Konfliktlösung in unterschiedlichen Settings an und leisten einen Beitrag für eine effiziente und effektive Teamarbeit (inter- und intraprofessionell).*

*Als **Manager** gewährleisten BMA/ MTL das qualitätsgesicherte Management von Dienstleistungen innerhalb der Biomedizinischen Analytik unter Beachtung von ökologischen und betriebswirtschaftlichen Prinzipien und ihrer persönlichen Selbstführung.*

*Als **Scholar** beteiligen sich BMA/MTL an der Ermittlung und Deckung des eigenen beziehungsweise des Bildungsbedarfs von Kollegen/-innen und laborfremden Personal im Sinne eines lebensbegleitenden Lernens. Sie wirken an der Ermittlung, Erforschung und Implementierung neuer Erkenntnisse für und in ihre Arbeitswelt im Sinne einer wissenschaftsgeleiteten Berufspraxis mit.*

*Als **Health Advocate** setzen BMA/MTL ihre Expertise zur Aufrechterhaltung und Verbesserung der Gesundheit der Klienten/-innen und Patienten/-innen und der Bevölkerung ein.*

*Als **Professionsangehörige** setzen sich BMA/MTL für die eigene Gesundheit und Lebensqualität sowie die von anderen Individuen ein. Ihr Handeln wird dabei geleitet von (berufs)ethischen Grundsätzen* (Oberhauser et al., 2019).

BMA/MTL erfüllen all diese CanMEDS-Rollen, um eine höhere Qualität der Patient:innenversorgung und die Patient:innensicherheit zu gewährleisten.

Ein Blick in den Rahmenlehr- und Rahmenausbildungsplan für MTL zeigt, dass sowohl auf den Rollen-Kompetenz-Rahmen für Biomedizinische Analytik in Deutschland, Österreich und der Schweiz (Kaap-Fröhlich et al., 2016; Kaap-Fröhlich et al., 2019) als auch auf die Konzepte von Benner beziehungsweise Dreyfus & Dreyfus zur Entwicklung der beruflichen Erfahrung vom „Einfachen zum Komplexen" Bezug genommen wurde (DIW-MTA/DVTA e.V., 2022).

Die neue Ausbildung von MTL steht sicher vor einigen Herausforderungen – die allgemeinen (§ 8 MTBG) und berufsspezifischen Ausbildungsziele (§ 9 MTBG) müssen umgesetzt werden und bei näherer Betrachtung könnten die CanMEDS-Rollen wie folgt zugeordnet werden:

Allgemeines Ausbildungsziel (§ 8 MTBG)

(1) Die Ausbildung zur Medizinischen Technologin und zum Medizinischen Technologen vermittelt die für die selbständige Berufsausübung in dem jeweiligen Beruf erforderlichen fachlichen und methodischen Kompetenzen [EXPERT] einschließlich der zugrunde liegenden Lernkompetenzen [SCHOLAR) sowie der Fähigkeit zum Wissenstransfer [EXPERT, SCHOLAR] und zur Selbstreflexion [PROFESSIONAL). Darüber hinaus vermittelt sie personale [COMMUNICATOR, PROFESSIONAL) und soziale [COMMUNICATOR, COLLABORATOR, HEALTH ADVOCATE] Kompetenzen.

(2) Die Vermittlung erfolgt entsprechend dem anerkannten Stand medizinischer, medizinisch-technischer und weiterer bezugswissenschaftlicher Erkenntnisse [EXPERT; SCHOLAR].

(3) Den Auszubildenden wird vermittelt, ihre persönliche und fachliche Weiterentwicklung [MANAGER/LEADER, SCHOLAR] als notwendig anzuerkennen und lebenslanges Lernen [SCHOLAR] als Teil der eigenen beruflichen Biographie zu verstehen.

Berufsspezifisches Ausbildungsziel (§ 9 MTBG)

(1) Die Auszubildenden zur Medizinischen Technologin für Laboratoriumsanalytik und zum Medizinischen Technologen für Laboratoriumsanalytik sind zu befähigen, insbesondere die folgenden Aufgaben selbständig wahrzunehmen:

1. *biomedizinische Analyseprozesse mittels biologischer, chemischer sowie physikalischer Methoden und Verfahren einschließlich Präanalytik und Postanalytik zu planen, vorzubereiten und durchzuführen [EXPERT, MANAGER/LEADER]*
2. *histologische, zytologische und weitere morphologische Präparate zur Prüfung für die ärztliche Diagnostik vorzubereiten und aufzubereiten [EXPERT]*
3. *die Qualität der jeweiligen Analyseprozesse und -ergebnisse sicherzustellen [EXPERT, PROFESSIONAL]*

(2) Die Auszubildenden zur Medizinischen Technologin für Laboratoriumsanalytik und zum Medizinischen Technologen für

Laboratoriumsanalytik sind weiterhin zu befähigen, insbesondere die folgenden übergreifenden fachlichen, methodischen, personalen und sozialen Kompetenzen anzuwenden:

1. *personen- und situationsorientierte Kommunikation mit Patientinnen und Patienten sowie deren Angehörigen [COMMUNICATOR, COLLABORATOR, HEALTH ADVOCATE]*
2. *interdisziplinäre und interprofessionelle Zusammenarbeit und Kommunikation [COMMUNICATOR, COLLABORATOR]*
3. *Erkennen von Notfällen und Einleiten der erforderlichen Maßnahmen [HEALTH ADVOCATE, PROFESSIONAL, EXPERT]*
4. *Datenmanagement und Umgang mit weiteren digitalen Technologien [MANAGER/LEADER, EXPERT, COMMUNICATOR]*
5. *medizinische und technische Fachexpertise für die durchzuführenden Analyseprozesse [EXPERT]*
6. *Umsetzung von Hygiene- und Sicherheitskonzepten [EXPERT, HEALTH ADVOCATE, PROFESSIONAL]*
7. *Mitwirkung an der Entwicklung und Umsetzung multidisziplinärer Lösungen, die die Optimierung der Arbeitsabläufe ermöglichen und die Bedürfnisse der Patientinnen und Patienten berücksichtigen [EXPERT, MANAGER/LEADER, HEALTH ADVOCATE, COMMUNICATOR, COLLABORATOR]*
8. *Analyse, Evaluation, Sicherung und Weiterentwicklung der Qualität des eigenen beruflichen Handelns [EXPERT, PROFESSIONAL, MANAGER/LEADER, SCHOLAR]*
9. *Berücksichtigung von Aspekten der Patientensicherheit und der Wirtschaftlichkeit [HEALTH ADVOCATE, PROFESSIONAL, MANAGER/LEADER, EXPERT]*

Um die komplexen Herausforderungen in der Gesundheitsversorgung gut bewältigen zu können, braucht es bestens ausgebildete Fachexpert:innen, die sowohl generalistische als auch spezialisierte Kenntnisse haben. Die Forderung einer effizienteren interprofessionellen Zusammenarbeit wird vielfach propagiert, evidenzbasiertes Arbeiten wird gefordert und um all diesen Notwendigkeiten gerecht zu werden, ist eine kompetenzorientierte Ausbildung notwendig, in der die Absolvent:innen auf die verschiedenen

Handlungsfelder und Handlungsrollen vorbereitet werden – das CanMEDS-Rollenmodell hat sich in der Ausbildung von anderen Medizinal- und Gesundheitsberufen bewährt – es ist wahrscheinlich, dass dies auch auf die Ausbildung der Medizinischen Technolog:innen für Laboratoriumsanalytik zutreffen kann!

Literaturverzeichnis

Benner, P. (2004). Using the Dreyfus Model of Skill Acquisition to Describe and Interpret Skill Acquisition and Clinical Judgement in Nursing Practice and Education. *Bulletin of Science Technology & Society, 24*(3), 188–199. https://doi.org/10.1177/0270467604265061

Deutsches Institut zur Weiterbildung für Technologen/-innen und Analytiker/-innen in der Medizin e.V. [DIW-MTA] & Dachverband für Technologen/-innen und Analytiker/-innen in der Medizin Deutschland e.V. [DVTA e.V.] (2019). *Rahmenlehr- und Rahmenausbildungspläne für Medizinische Technologie für Laboratoriumsanalytik (MTL), Medizinische Technologie für Radiologie (MTR), Medizinische Technologie für Funktionsdiagnostik (MTF).* https://dvta.de/sites/default/files/MTB_Rahmenlehrplan_2022_online_final.pdf

Dreyfus, S. E. & Dreyfus, H. L. (1980). *A Five-Stage Model of the Mental Activities Involved in Directed Skill Acquisition.* https://doi.org/10.21236/ada084551

Fachkonferenz Gesundheit der Fachhochschulen Schweiz [FKG-CSS] (2021). *Professionsspezifische Kompetenzen*. Abgerufen am 19. Juni 2023 von https://www.kalaidos-fh.ch/-/media/KFH2019/Dokumente/News/2021/Gesundheit/Professionsspezifische_Kompetenzen_D_2021.pdf

Frank, J. (2005). *The CanMEDS 2005 Physicians Competency Framework: Better standards. Better physicians. Better care*. The Royal Collage of Physicians and Surgeons of Canada.

Frank, J., Snell, L. & Sherbino, J. (2015). *CanMEDS 2015 Physician Competency Framework: Better standards. Better physicians. Better care*. Royal College of Physicians and Surgeons of Canada.

Kaap-Fröhlich, S., Kachler, M., Maschek, C. & Oberhauser, H. (2016). Entwicklung eines Rollen-Kompetenz-Rahmens für die Biomedizinische Analytik in Deutschland, Österreich und der Schweiz. In *Pädagogik der Gesundheitsberufe* (02), 45–56.

Kaap-Fröhlich, S., Kachler, M., Maschek, C. & Oberhauser, H. (2019). Entwicklung eines Rollen-Kompetenz-Rahmens für die Biomedizinische Analytik in Deutschland, Österreich und der Schweiz. *MTA Dialog, 20*(08), 702–708.

Klotz, S. (2019). Professionalisierung und Handlungsfelder in den Gesundheitsfachberufen. In *Gesundheitswissenschaften* (S. 803–811). Springer. https://doi.org/10.1007/978-3-662-58314-2_72

Sackett, D., Straus, S., Richardson, W., Rosenberg, W. & Haynes, R. (2000). *Evidence-based Medicine: How to Practice and Teach EBM.* Churchill Livingston.

Weinert, F. E. (2001). Vergleichende Leistungsmessung in Schulen - eine umstrittene Selbstverständlichkeit. In *Leistungsmessungen in Schulen* (S. 17–31). Beltz.

ibidem.eu